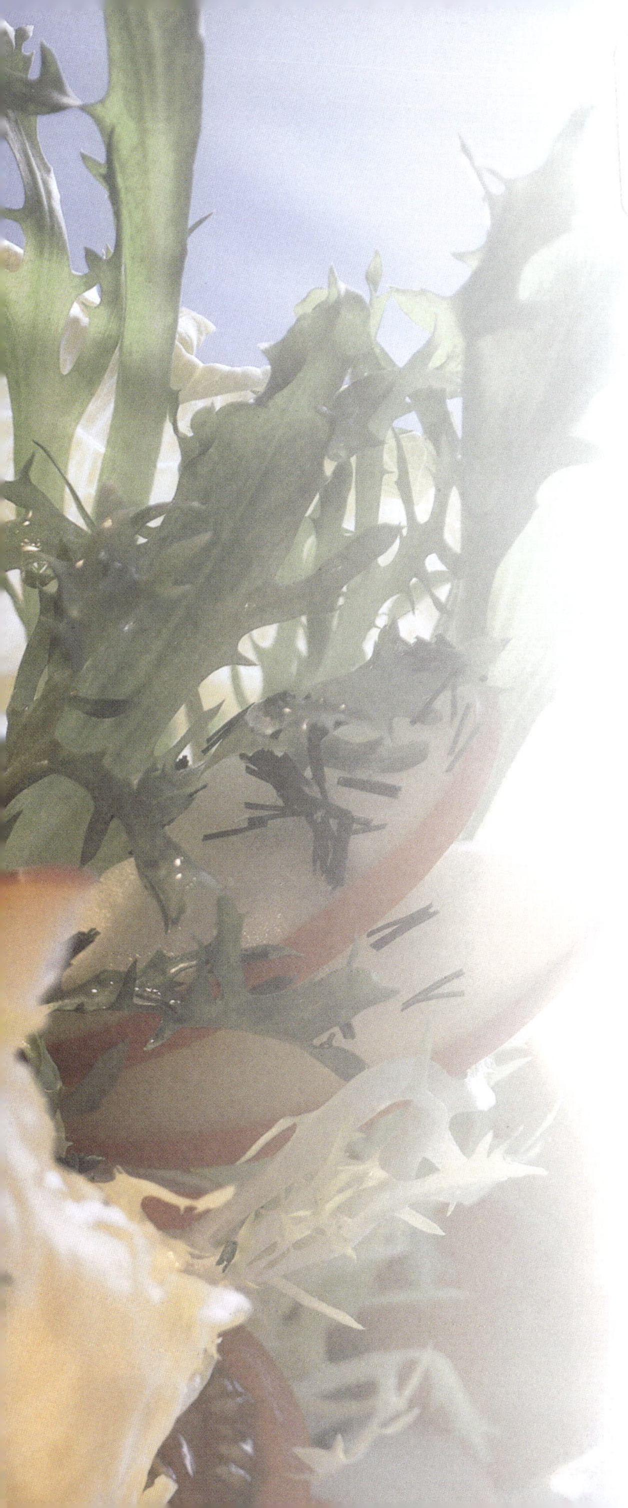

FALKEN

Ursula Summ

Summ – Trennkost Blitzdiät

Im FALKEN Verlag sind weitere Titel zum Thema „Trennkost" erschienen.
Sie finden sie überall dort, wo es Bücher gibt.

Sie finden uns im Internet: **www.falken.de**

Dieses Buch wurde auf chlorfrei gebleichtem und säurefreiem Papier gedruckt.

Der Text dieses Buches entspricht den Regeln der neuen deutschen Rechtschreibung.

Interessierte, die mehr über die Trennkost erfahren wollen, wenden sich bitte an die
TRENNKOST-ABNEHMSCHULE von Ursula Summ
Postfach 40 02 16
65709 Hofheim / Wallau
oder Sie schauen ins Internet: www.trennkost.de
oder richten Ihre Fragen an: trennkost.summ@teleline.es

ISBN 3 8068 5521 8

© 2002 by FALKEN Verlag in der Verlagsgruppe FALKEN/Mosaik,
einem Unternehmen der Verlagsgruppe Random House GmbH,
65527 Niedernhausen/Ts.

Umschlaggestaltung: Design Team, München / WSP-Design, Heidelberg
Redaktion: Andrea Scheiber und Birgit Wenderoth
Herstellung: Tatjana Spira
Fotos im Innenteil: vorne: Carsten Eichner, Hamburg; hinten: Damir Begovic, Hamburg

Die Ratschläge in diesem Buch sind von der Autorin und vom Verlag sorgfältig
erwogen und geprüft, dennoch kann eine Garantie nicht übernommen werden.
Eine Haftung der Autorin bzw. des Verlags und seiner Beauftragten für Personen-,
Sach- und Vermögensschäden ist ausgeschlossen.

Satz: Filmsatz Schröter GmbH, München
Druck: GGP Media, Pößneck

817 2635 4453 6271

Inhalt

Einleitung

Rezeptteil

Anhang

Vorwort

Noch heute bin ich ein Gegner von Blitzdiäten oder viel versprechenden Wunderkuren und doch schreibe ich ein Buch darüber. Warum ich scheinbar gegen meine eigene Überzeugung handle, hat mehrere Gründe. So gibt es zum Beispiel viele Menschen, die ihr Wunschgewicht sehr schnell erreichen möchten. Darüber hinaus brauchen nicht wenige zum Abnehmen eine bestimmte Zeitbegrenzung.

Natürlich habe ich bei diesem Buch auch einen Hintergedanken, nämlich die schnellen, ungeduldigen Abnehmer und Trennkost-Skeptiker von dieser idealen Kostform zu überzeugen.

Da Sie gerade dieses Buch lesen, vermute ich, dass auch Sie den Wunsch haben, möglichst schnell ein paar Pfunde loszuwerden.

Schön und gut – worüber Sie sich jedoch im Klaren sein sollten: Solange Ihr Kopf zum Abnehmen noch nicht wirklich „Ja" gesagt hat, werden sowohl Ihr Unterbewusstsein wie auch Ihre Körperzellen gegen den gewünschten Gewichtsverlust arbeiten.

Ein kurzfristig gestecktes Ziel kann niemals zu einem dauerhaften Erfolg führen, wenn nicht schlechte Gewohnheiten wie Knabbereien zu späterer Stunde, hastiges Essen und Ähnliches, abgelegt werden.

Ein Alkoholiker zum Beispiel weiß, dass er niemals geheilt werden kann. Er muss lernen, mit diesem Umstand umzugehen. Parallelen kann man auch bei manchen Übergewichtigen beobachten. Wenn die Erbanlagen oder andere Weichen auf „dick" eingestellt sind, kämpfen Mollige oftmals vergebens ein Leben lang gegen vorhandene Fettdepots.

Ich selbst gehöre auch zu dem Menschentyp, der zur Rundlichkeit neigt. Zum Glück entdeckte ich nach vielen vergeblichen Diätversuchen die Haysche Trennkost und nahm innerhalb eines Jahres 15 Kilo ab. Doch damit war das Problem meines Umfanges noch lange nicht gelöst. Diese Art des „getrennten Essens" verhinderte zwar erneutes starkes Übergewicht, trotzdem musste ich lernen, mit meinem Körper, meinen Gedanken, meiner Psyche und mit meinen schlechten Gewohnheiten umzugehen. Ich habe mich lange selbst beobachtet und dabei festgestellt, warum ich niemals so richtig rank und schlank durchs Leben gehen werde und fand für mich die Lösung, sie heißt: „ausbreiten". Ich brauche Raum, um mich auszubreiten, möchte ein sinnliches, lustvolles Leben führen, schwelgen, tanzen, malen, mich in satten Farben ausdrücken.

Ein lustvolles Ausbreiten kann jedoch auch schwer und behäbig machen. Bei aller Sinnlichkeit will ich jedoch nicht dick werden. So kam mir vor Jahren die Haysche Trennkost gerade richtig. Damit kann ich meine Gelüste leben und muss keine Kalorien mehr zählen. Das Essen steht für mich heute nicht mehr an erster Stelle.

Die Seele durchforsten

Damit auch Sie herausfinden können, warum Ihnen die Gewichtsabnahme oftmals so schwer fällt, habe ich auf den Seiten 27–29 einen Fragebogen erstellt. Haben Sie sich erst einmal ohne Lüge selbst erkannt, fallen Ihnen die Gewichtsabnahme und der Umgang mit dem eigenen Körper sehr viel leichter. Ich wünsche Ihnen dabei recht interessante Körper-Erfahrungen und viel Spaß beim Nachkochen der Rezepte.

Ihre
Ursula Summ

Was ist Trennkost? – Die Philosophie des Dr. Hay

Die Haysche Trennkost ist einfach und unkompliziert. Das Hauptmerkmal dieser Kost ist, wie der Name schon sagt, das Konzept der „trennenden" Essweise. Innerhalb einer Mahlzeit werden überwiegend eiweißhaltige Nahrungsmittel (wie Fleisch, Fisch, Ei) und überwiegend kohlenhydrathaltige Lebensmittel (zum Beispiel Kartoffeln, Brot) getrennt voneinander verzehrt. Eine hundertprozentige Trennung ist natürlich nicht möglich und wird daher auch nicht angestrebt. Sinn und Zweck des Trennkostprinzips ist es, die Speisen harmonisch aufeinander abzustimmen, um die Verdauungsorgane bei der Enzymproduktion und der anschließenden Nahrungszerlegung nicht übermäßig zu strapazieren. Ein weiterer sehr wichtiger Punkt der Trennkost ist das Beachten des Säure-Basen-Gleichgewichtes und natürlich der Frischegrad bzw. die Vollwertigkeit der Speisen.

Die Lehre der Trennkost beruht auf den Erfahrungen und Erkenntnissen des Anfang des 20. Jahrhunderts schwer erkrankten Dr. Howard Hay. Er litt an einer schweren Nierenerkrankung und kein Arzt konnte ihm helfen. So studierte er genau den menschlichen Organismus und dessen Funktionsweise. Er stellte fest, dass der Körper zu 80 % aus basischen und zu 20 % aus sauren Elementen besteht. Dementsprechend stellte Dr. Hay seine tägliche Nahrung zusammen, aß vorwiegend basenbildende und weniger säurebildende Lebensmittel. Darüber hinaus verbesserte er die Verdauung der Nahrung, indem er kohlenhydratreiche und eiweißreiche Lebensmittel nicht mehr zur gleichen Zeit aß. Auf diese Weise gelang es ihm, sich selbst von seinem Nierenleiden zu heilen.

Wie Trennkost funktioniert

Vollwertkost

Die Haysche Trennkost basiert auf drei Säulen: Die erste Säule ist die Vollwertkost. Empfohlen werden nur vollwertige Nahrungsmittel, die möglichst wenig „bearbeitet" sein sollen.

In der Praxis heißt dies: Kaufen Sie Lebensmittel bester Qualität ein – dies wirkt sich positiv auf Ihren Körper aus. Bevorzugen Sie frisches Gemüse und Obst aus ökologischem oder integriertem Anbau oder dem eigenen Garten. Weitere gute Angebote finden Sie im Bioladen, im Reformhaus, auf dem Wochenmarkt oder in kleinen Fachgeschäften. Auch Brot und Brötchen, aus Vollkornmehl gebacken, haben durch ihre Nährstoffdichte einen höheren Gesundheitswert. Vollwertig essen heißt, auf industriell hergestellte Kost zu verzichten. Lassen Sie Fertigkost, Lightprodukte oder solche Nahrungsmittel, die ein besonders langes Haltbarkeitsdatum aufweisen, im Regal stehen.

Das Säure-Basen-Gleichgewicht

Laut Dr. Hay besteht der menschliche Körper hauptsächlich aus basischen Elementen. Dementsprechend empfiehlt er, dass auch die täglichen Mahlzeiten zu einem Großteil aus pflanzlichen Lebensmitteln (Basenbildnern) bestehen sollen, um das natürliche Gleichgewicht des Organismus nicht zu stören. Werden zu wenig Gemüse, Salate, Rohkost und Obst gegessen, kann es zu einem Mangel an wertvollen basischen Mineralstoffen kommen. Der Körper wird sauer und muss auf die eigenen Mineralstoffdepots zurückgreifen. Eine Übersäuerung des Körpers kann zu Sodbrennen, Blähungen aber auch zu Gicht, rheumatischen Entzündungen oder Stoffwechselerkrankungen (darunter fällt auch das extreme Übergewicht) führen. Aus dem Grund empfiehlt es sich, neben der Trennung der einzelnen Nahrungsmittel, zusätzlich auf eine basenüberschüssige Kost zu achten und weniger von den Nahrungsmitteln zu essen, die im Körper saure Rückstände hinterlassen. Dr. Hay zählte die eiweißreichen Nahrungsmittel wie Fleisch, Wurst, Fisch, Käse, Eier, aber auch verschiedene Kohlenhydrate wie Zucker, geschältes Getreide und polierten Reis zu den Säurebildnern. Auch Kaffee, schwarzer Tee, Kakao, Alkohol, Nikotin hinterlassen saure Rückstände im Körper.

Die Trennung der Eiweiße von den Kohlenhydraten

Dr. Hay empfahl die Trennung der Speisen wegen der besseren Verträglichkeit. Denn die unterschiedlichen Nahrungsmittel werden auch mit unterschiedlichen Verdauungssäften aufgespalten, zersetzt und verdaut. Dieser Akt der Verdauung stellt für den Organismus eine schwere Arbeit dar und wird oft unterschätzt.

Die Kohlenhydrate werden zum Beispiel in einem basischen Milieu verdaut, die Eiweiße aber in einem sauren. So beginnt die Kohlenhydratverdauung bereits im Mund durch die Einwirkung der Amylase, ein Enzym des Speichels. Kohlenhydrate kommen reichlich in Getreide, Brot, Nudeln, Kartoffeln und Reis vor. Um die Vorverdauung durch die Amylase zu gewährleisten, ist gründliches Kauen sehr wichtig. Eiweiß wird dagegen noch nicht im Mund aufgespalten, denn hier fehlen die sauren Säfte. Trotzdem ist auch bei den Eiweißmahlzeiten intensives Kauen von größter Wichtigkeit, um Magen und Darm nicht die ganze schwere Arbeit der Verdauung zu überlassen.

Eiweiß kommt in größeren Mengen in Fleisch, Fisch, Milch, Milchprodukten, Käse und Eiern vor. Um diese Speisen aufspalten zu können, muss der Magen die Salzsäure und das Enzym Pepsin produzieren. Werden während einer Mahlzeit gleichzeitig reichlich Eiweiß und Kohlenhydrate gegessen, so bricht man die Verdauungsgesetze. Beim Verzehr von Eiweiß wird nämlich die Produktion von Salzsäure und Pepsin in Gang gesetzt. Diese Säfte behindern die Wirkung der Amylase aus dem Speichel, und die Kohlenhydrate können nicht ausreichend aufgespalten werden. Isst man ausschließlich Kohlenhydrate, entstehen nur wenig saure Säfte im Magen, und die Wirkung der Amylase bleibt besser erhalten. Die Kohlenhydrate können so besser verdaut werden.

Die Folgen von falsch kombinierten Speisen können unter anderem Sodbrennen, Völlegefühl, Blähungen, Verdauungsstörungen, bleierne Müdigkeit oder Übergewicht sein.

Auch die Bauchspeicheldrüse erfüllt mehrere lebensnotwendige Aufgaben und ist daher unersetzlich. Sie besteht aus zwei Teilen: In dem einen werden die Hormone Insulin und Glukagon produziert, die bei Bedarf ins Blut abgegeben werden, um so den Blutzuckerspiegel zu regulieren. Im anderen Teil der Bauchspeicheldrüse erfolgt die Produktion von Verdauungsenzymen, zum Beispiel von Trypsin und Chimotrypsin (beides eiweißspaltende Enzyme) sowie die Bildung der Amylase (kohlenhydratspaltendes Enzym). Diese Säfte werden in den Dünndarm abgegeben und zerlegen dort die bereits im Mund und Magen vorverdauten Nährstoffe vollständig. Werden Nahrungsmittel immer falsch kombiniert und in zu großen Mengen verzehrt, kann es durch die ständige Überbelastung der Bauchspeicheldrüse zu einer verzögerten und nicht ausreichenden Verdauung kommen. Liegen die unvollständig verdauten Nahrungsbestandteile zu lange im Darm, wird durch die Wärme und die Feuchtigkeit ein Gärungs- und Fäulnisprozess in Gang gesetzt. Dabei können sich unangenehm blähende Gase bilden. Die Oberfläche der Dünndarmschleimhaut ist von vielen Millionen winziger Zotten übersät. Diese nehmen die zerlegten Nahrungsbestandteile sowie die Vitamine, die Mineralstoffe, die

Enzyme und die Spurenelemente auf und transportieren sie zur Leber. Die Leber baut schließlich all diese Stoffe um, zersetzt sie, speichert sie oder leitet sie an bestimmte Organe oder Zellen weiter. Folglich ist die Leber das zentrale Organ unseres Körpers. Ungünstig zusammengestellte Nahrung belastet demnach nicht nur unser Verdauungssystem, sondern auch ein so wichtiges Organ wie die Leber.

Der Sinn und Zweck dieser etwas anderen Essweise besteht darin, eine gewisse Ordnung in den Verdauungsprozess zu bringen, um gleichzeitig die Organe zu entlasten. Auf dem Trennungsplan ab Seite 20 finden Sie die genaue Zuordnung der Nahrungsmittel.

Es gibt noch eine dritte Gruppe, die der neutralen Nahrungsmittel, die weder die Eiweiß- noch die Kohlenhydratverdauung stören. Sie dürfen mit allen Lebensmitteln der zwei anderen Gruppen verzehrt werden und harmonieren mit diesen. Diese Zuordnung beruht auf den Beobachtungen, die ich über 20 Jahre hinweg an mehreren tausend Menschen machen konnte.

Warum man mit Trennkost erfolgreich abnehmen kann

Wie im Vorwort erwähnt, stellt die Haysche Trennkost im eigentlichen Sinne keine Diät dar, sondern eine Ernährungsumstellung. Diese Umstellung führt dazu, dass der Stoffwechsel positiv angeregt wird. Im Körperinneren passiert etwas. Denn diese ganze Ernährungsweise ist auf die Biochemie des Körpers abgestimmt.

Zuerst die Trennung der Nahrungsmittel, wegen der besseren Verträglichkeit der Speisen. Dadurch werden jetzt die Verdauungsorgane entlastet und die Verdauungssäfte können leichter hergestellt werden.

Danach folgt die Aufnahme von ausreichend Kalium. Dieser wunderbare Mineralstoff ist fähig, überschüssiges Gewebswasser abzusaugen und über die Nieren auszuscheiden. Kalium befindet sich in Kartoffeln, Bananen, Gemüse, Salaten, Rohkost, Obst und besonders in getrockneten Aprikosen.

Diese Kost ist größtenteils sehr wasserreich, was außerdem zu einer natürlichen und vermehrten Wasserausscheidung führt. Zudem werden über diese gesunde Kost dem Körper wieder genügend Mineralstoffe, Vitamine, Enzyme und Spurenelemente zugeführt.

Ein weiterer wichtiger Punkt ist der nur gering abweichende Blutzuckerspiegel. Durch die Entlastung der Bauchspeicheldrüse wird ein starkes Ansteigen und schnelles Abfallen des Blutzuckerspiegels vermieden. So kommt es zu keiner gefährlichen Unterzuckerung, die ja bekanntlich Heißhungerattacken auslöst.

Schließlich fördert eine ballaststoffreiche Kost die Verdauung und reduziert durch ihre Füll- und Quellwirkung den Hunger.

Die besten Tipps zum gesunden Abnehmen

- Stellen Sie die Nahrung harmonisch nach den Regeln der Hayschen Trennkost zusammen. Durch die Trennung der besonders eiweißreichen von den besonders kohlenhydratreichen Nahrungsmitteln werden die Verdauungsorgane entlastet.
- Schränken Sie auch stark gesalzene oder gesüßte Speisen ein.
- Essen Sie vor dem Mittag- und vor dem Abendessen einen Teller Salat oder eine leichte Suppe. Das mindert den Heißhunger und liefert dem Körper wichtige Vitamine, Mineral- sowie Ballaststoffe.
- Essen Sie säurereiches Obst aus der Eiweißgruppe (siehe Trennungsplan Seite 20) nicht zusammen mit kohlenhydratreichen Lebensmitteln. (Geben Sie z. B. keine Apfelsinen ins Müsli.) Saures Obst stört das optimale basische Milieu, das für die Kohlenhydratverdauung nötig ist.
- Kauen Sie jeden Bissen ausreichend. Dies hat zwei Gründe: Gründliches Kauen befriedigt den Appetit und führt so zu einer rascheren Sättigung. Außerdem wird die Nahrung im Mund optimal zur Verdauung im Magen-Darm-Trakt vorbereitet.
- Verwechseln Sie niemals Hunger mit Durst. Beide Signale des Körpers sind ähnlich. Darum ist es ratsam, probeweise etwas Mineralwasser zu trinken, wenn sich ein hungerähnliches Gefühl einstellt.
- Bevorzugen Sie ballaststoffreiche Lebensmittel. Durch deren Quellung wird das Volumen des Speisebreis im Verdauungstrakt vergrößert und somit eine angenehme Sättigung erzeugt.
Wichtig: Da Ballaststoffe stark quellen, sollten Sie, über den Tag verteilt, unbedingt viel trinken (etwa Mineralwasser oder Kräutertee).

- Übergehen Sie keine Mahlzeit, und lassen Sie sich nicht völlig aushungern. Übergewicht beginnt erfahrungsgemäß häufig mit radikalen Hungerkuren.
- Nehmen Sie über den Tag verteilt 1 1/2 bis 2 l Flüssigkeit auf. Wasserreiches Obst und Gemüse kann anteilmäßig hineingerechnet werden.
- Bei ständigem Hunger auf Schokolade oder andere Süßigkeiten hat sich folgender Tipp bestens bewährt. Statt der üblichen Schokolade können Sie eine kleine Menge Zartbitterschokolade mit mindestens 60 % Kakaoanteil essen. Die Sucht verringert sich auf diese Weise ganz langsam. Besser ist es natürlich, auf Müsli, Vollkorngebäck, Nüsse oder Kerne umzusteigen.
- Neben einer gesunden Ernährung spielt die Bewegung eine sehr wichtige Rolle. Treiben Sie deshalb ausreichend Sport. Regelmäßige Bewegung ist nicht nur gesund für Herz und Kreislauf, sondern kurbelt zusätzlich den Stoffwechsel an. Aber auch hierbei gilt: Übertreiben Sie es nicht – der Spaß an der Bewegung steht immer an erster Stelle.
- Vorsicht vor zu viel Salz. Besonders in Fertiggerichten, aber auch in Brot, Käse, Wurst und Ketchup sind größere Mengen davon versteckt. Das im Salz enthaltene Natrium bindet das Wasser im Körper und behindert die optimale Nierenfunktion. Das Wasser wird im Körpergewebe eingelagert, und die Waage scheint still zu stehen. Auch die Dickmacher Fett und Zucker verstecken sich in vielen vorgefertigten Produkten. Dies sind weitere Gründe, das Essen möglichst naturbelassen und frisch zu verarbeiten: So wissen Sie genau, was darin ist.

TIPP

Mit der Trennkost können Sie Ihr Gewicht reduzieren und brauchen noch nicht einmal Kalorien zählen, vorausgesetzt Sie halten sich an das Säure-Basen-Gleichgewicht. Das bedeutet, dass die Zwischenmahlzeit am Morgen aus Obst bestehen sollte. Mittags und abends sollten, neben der eiweißreichen oder kohlenhydratreichen Mahlzeit, immer etwa 300–400 g Gemüse oder Salat mit auf dem Speiseplan stehen. Nur dann ist eine dauerhafte Gewichtsabnahme gewährleistet.

Rund ums Gewicht

Immer wieder ist die Rede vom Idealgewicht, vom Broca-Index oder vom Body-Mass-Index (BMI). Wie errechnen sich diese Gewichte genau und wie aussagekräftig sind sie tatsächlich?

Idealgewicht

Beim Idealgewicht geht man von der Körpergröße minus 100, bei Frauen zusätzlich minus 15 % und bei den Männern zusätzlich minus 10 % aus.

BEISPIEL

Wenn ein Mann 168 cm groß ist, darf sein Gewicht 68 kg betragen. Sein Idealgewicht liegt bei 68 − 6,8 = 61,2 kg. Für eine gleich große Frau beträgt das Idealgewicht nach dieser Formel 68 − 10,2 = 57,8 kg.

Broca-Index

Darunter versteht man das Normalgewicht oder auch das Sollgewicht. Es errechnet sich aus der Körperhöhe in Zentimetern minus 100.

BEISPIEL

Eine 168 cm große Frau oder ein gleich großer Mann dürfen demnach 68 kg wiegen.
Für Personen über 190 cm beziehungsweise unter 160 cm Körpergröße ist diese Formel nicht geeignet. Denn diese Personen haben vielfach eine extrem schlanke, zierliche oder aber eine kompakte Statur.

Body-Mass-Index
(BMI = Körper-Massen-Zahl)

Der BMI gilt heute neben dem Broca-Index als das gebräuchlichste Kriterium für die Beurteilung des Körpergewichts.
Bei Frauen sollte der BMI zwischen 21 und 22 liegen, bei Männern zwischen 22 und 24. Der BMI bewertet das Körpergewicht strenger als der Broca-Index. Der BMI errechnet sich folgendermaßen: Das Ist-Körpergewicht in Kilogramm, das heißt das Gewicht ohne Kleidung und Schuhe, wird geteilt durch das Quadrat der Körpergröße in Meter.

BEISPIEL

Eine 168 Zentimeter große Frau wiegt 75 kg. Ihr BMI ist 75 : (1,68 x 1,68) = 75 : 2,8224 = 26,57.
Um einen BMI von 22 zu erreichen, müsste die Frau abnehmen. Welches Gewicht für sie empfehlenswert ist (X ist das gewünschte Gewicht; die Körpergröße und der gewünschte BMI sind Konstanten), kann man ausrechnen:

X : (1,68 x 1,68) = 22
X : 2,8224 = 22
X = 22 x 2,8224 = 62,0 kg

Die Frau müsste demnach von 75 Kilogramm auf 62 Kilogramm abnehmen.

Wohlfühl-Gewicht

Ich persönlich halte vom Ausrechnen des Körpergewichtes nicht viel. Es gibt zu viele verschiedene Menschentypen und nicht jedem ist eine schlanke Figur in die Wiege gelegt. Millionen von Menschen unterziehen sich täglich strengen Gewichtskontrollen, hungern, fasten und trocknen sich aus. Doch Radikalkuren sind auf Dauer keine Lösung. Sie lassen zwar anfänglich die Pfunde purzeln, aber der Körper holt sich das verlorene Gewicht bei nächster Gelegenheit wieder zurück.

Sinnvoller ist es, das Essverhalten und die Lebensweise dauerhaft zu verändern, um so einen langfristigen Erfolg zu erzielen.

Entschärfen Sie Ihren Abnehmstress, indem Sie sich nicht mehr täglich wiegen. Ihr Ziel sollte es sein, gut auszusehen und sich wohl zu fühlen. Die Zahl auf der Waage ist dabei erst einmal nicht so wichtig. Denn häufiges Wiegen verursacht nur unnötigen Druck und belastende Spannungen. Weiteren Eigendruck erzeugen Sie, indem Sie sich Dinge, die Sie gerne essen möchten, ständig verbieten. Im Verbotenen liegt ja bekanntlich der Reiz, und Fressanfälle sind so vorprogrammiert.

Das Essverhalten

Fragen Sie sich besser, welchen Stellenwert das Essen für Sie hat? Um dies herauszufinden, sollten Sie sich in allen Esssituationen selbst beobachten. Nur so können Sie herausfinden, wann Sie essen, was Sie essen und warum Sie essen. Hören Sie außerdem auf die Signale Ihres Gehirns, denn von hier erhalten Sie die Befehle für Ihr Verhalten. Essen Sie etwa, weil Sie andere essen sehen? Bekommen Sie Appetit, wenn Sie Lebensmittelwerbung in Schaufenstern, in Illustrierten oder im Fernsehen sehen? Essen Sie aus Gewohnheit, weil man zu bestimmten Tageszeiten etwas essen muss – zum Beispiel am Nachmittag zu der Tasse Kaffee das Stück Kuchen? Wie verhalten Sie sich am Büfett? Essen Sie Ihren Teller immer leer – auch wenn Sie eigentlich schon satt sind? Welche Gefühle haben Sie, wenn Reste übrig bleiben? Fragen Sie sich mal, ob Sie mit dem Essen etwas kompensieren möchten? Ob Sie seelische Probleme haben, die Sie glauben, durch häufiges Essen besser ertragen zu können! Oder essen Sie, um Angst und Enttäuschungen zu verdrängen? Verschafft Ihnen das Essen eine innere Befriedigung, die Sie sonst nicht kriegen, weil es Ihnen etwas an Anerkennung, an Geborgenheit und an Zärtlichkeit fehlt? Erforschen Sie sich und Ihr Seelenleben mithilfe dieser Fragen. Seien Sie ehrlich zu sich selbst und akzeptieren Sie Ihre Entdeckungen, auch wenn

Ihnen manches nicht gefallen sollte. Sinn dieses Fragespiels ist es, sich des eigenen Handelns und der Gründe dafür bewusst zu werden, um so zu einer harmonischen Einheit zurückzufinden.

Körperliche Bewegung

Verschaffen Sie sich außerdem zwischendurch ausreichend Bewegung. Stellen Sie je nach Lust und Laune Ihr persönliches Fitnessprogramm zusammen. Fahren Sie Rad, tanzen, schwimmen, joggen Sie, und fördern Sie auf diese Weise die eigene Vitalität, Schnelligkeit und Ausdauer. Gleichzeitig kurbeln Sie damit Ihr Lymphsystem an, das dann seiner Aufgabe besser gewachsen ist und Abfallprodukte zügig aus dem Organismus schleusen kann.

Viel körperliche Bewegung stimuliert außerdem die Produktion und die Ausschüttung verschiedener Hormone. Darüber hinaus beugt sie der Osteoporose (Schwund des Knochengewebes) vor und stärkt das Immunsystem, hilft Körperfett einzuschmelzen und fördert zudem die Bildung von Muskelmasse.

Trennkostgerecht essen

Auf den folgenden Seiten erfahren Sie, wie in der Hayschen Trennkost die Nahrungsmittel eingeteilt werden. Hauptmerkmal dieser Kost ist die grundsätzliche Trennung zwischen Eiweiß und Kohlenhydraten. Unter der Überschrift „Eiweißgruppe" sind die Lebensmittel aufgeführt, die besonders eiweißreich sind, und unter „Kohlenhydratgruppe" finden Sie die kohlenhydratreichen Nahrungsmittel. Innerhalb einer Mahlzeit dürfen die Lebensmittel beider Gruppen nicht zusammen verzehrt werden. Sinn und Zweck dieser Trennung ist es, eine gewisse Ordnung in den Verdauungsprozess zu bringen, denn die eiweißreichen Lebensmittel benötigen ein saures Milieu im Magen-Darm-Trakt und die kohlenhydratreiche Nahrung benötigt ein basisches Milieu, um ordnungsgemäß verdaut zu werden. Isst man die Lebensmittel aus beiden Gruppen in einer Mahlzeit zusammen, so werden die Verdauungsorgane oftmals übermäßig belastet, da das optimale Milieu der Verdauungssäfte durch die unterschiedlichen Lebensmittelgruppen gestört wird.

Beschwerden im gesamten Magen-Darm-Bereich, wie Sodbrennen, Blähbauch, schlechte Verdauung und Trägheit, können die Folgen sein. Viele kennen dies sicher aus eigener Erfahrung.

Unter der Überschrift „Neutrale Gruppe" sind die Lebensmittel aufgelistet, die weder die Eiweiß- noch die Kohlenhydratverdauung stören, sondern sie harmonieren mit allen Lebensmitteln und dürfen daher sowohl mit eiweißreicher als auch mit kohlenhydratreicher Nahrung zusammen verzehrt werden.

Möglicherweise empfinden Sie diese Zuordnung als widersprüchlich. Sie beruht aber auf den langjährigen Erfahrungen Dr. Hays.

So sind zum Beispiel die gesäuerten Milchprodukte, wie Joghurt oder Quark, eiweißreich, gelten aber dennoch als neutral, da das Eiweiß durch die Säuerung verändert wurde und so leichter verdaulich ist. Rohes Fleisch und roher Fisch sind ebenfalls eiweißreiche Lebensmittel. Sie gelten in der Trennkost aber als neutral, weil ihre Zellstrukturen noch so sind, wie die Natur sie gebildet hat. Erst durch Erhitzen verhärten und verdichten sich die Zellwände und werden somit schwerer verdaulich. Dennoch sollten rohes Fleisch und roher Fisch nur in Maßen verzehrt werden, da sie nicht zu den empfehlenswerten Lebensmitteln gehören (siehe im Trennungsplan die Rubrik „Bitte meiden!"). Zu den neutralen Nahrungsmitteln gehören nach dem Verständnis der Trennkostlehren unter anderem alle Fette, naturbelassenen Öle und Butter sowie alle fettreichen Nahrungsmittel. Und das hat folgenden Grund: Fett wird nicht im Magen, sondern erst im oberen Teil des Dünndarms verdaut. Somit stört es den vorangegangenen Verdauungsprozess nicht. Trotz allem sollten Fette, besonders die tierischen Fette, nicht zu häufig und auch nie in großen Mengen verzehrt werden.

Überhaupt ist es besser, einige Nahrungsmittel nicht zu häufig zu verzehren. Zu diesen gehören Fleisch, Wurst, Schinken, aber auch Geräuchertes und Gepökeltes. Auch wenn Sie solche Nahrungsmittel auf dem Trennungsplan finden, sollten Sie dies keinesfalls als Aufforderung zu reichlichem Verzehr verstehen. Ich möchte Sie an dieser Stelle nur darüber aufklären, zu welcher Gruppe bestimmte Nahrungsmittel gehören. Unter der Überschrift „Diese Lebensmittel bitte meiden" sind die eben erwähnten Lebensmittel noch einmal zusammengefasst.

Dennoch sollten Sie stets selbst entscheiden, ob Sie ein Lebensmittel lieber meiden möchten oder nicht. Ihre persönliche Freiheit liegt mir sehr am Herzen.

Die Vorgaben in dem Ernährungsplan sind deshalb nur als Anhaltspunkte und Empfehlungen zu sehen und sollten ganz Ihrem eigenen Lebens- und Essrhythmus angepasst werden.

Der Trennungsplan

Innerhalb einer Mahlzeit dürfen zur Eiweiß- und zur Kohlenhydratgruppe gehörende Lebensmittel nicht gemischt werden. Folgende Kombinationen sind aber möglich:

- Lebensmittel aus der Eiweiß- und der neutralen Gruppe.
- Lebensmittel aus der Kohlenhydrat- und der neutralen Gruppe.

Eiweißgruppe

- **alle Fleischsorten im gegarten Zustand** von Rind, Kalb, Lamm und Hammel; Schweinefleisch ist nicht empfehlenswert;
- **alle gegarten Geflügelsorten;**
- **gegarte Wurstsorten,** z. B. gebratene Bratwurst, Fleischwurst, Leberkäse, Rindswurst, Knacker, Corned Beef, gekochter Schinken, Geflügelwurst;
- **ungeräucherte, gegarte Fischsorten sowie Schalen- und Krustentiere im gegarten Zustand;**
- **Sojaprodukte,** z. B. Tofu, Sojasauce sowie mit Soja hergestellte Brotaufstriche;
- **Eier;**
- **Milch aller Fettstufen;**
- **Käse mit höchstens 50 % Fett i. Tr.;**
- **gekochte Tomaten;**
- **Getränke;** z. B. Früchtetee, Apfelwein, herber Weiß- und Rotwein sowie Sekt;
- **Beerenfrüchte** (außer Heidelbeeren);
- **Kernobst** (außer mürben, süßen Äpfeln);

- **Steinobst;**
- **Zitrusfrüchte** (z. B. Orangen, Zitronen und Grapefruits);
- **exotisches Obst** (außer Bananen). (Dr. Hay ordnet säurereiche Obstsorten zwar der Eiweißgruppe zu, jedoch hat es sich in meinen Gruppen bewährt, nur geringe Mengen davon mit anderen Lebensmitteln aus der Eiweißgruppe zu mischen. Oder essen Sie diese Obstsorten nur zusammen mit Milch oder angesäuerten Milchprodukten.)

Kohlenhydratgruppe

- **Getreidesorten**, z. B. Dinkel, getrockneter Mais, Naturreis;
- **Buchweizen;**
- **Vollkorngetreideerzeugnisse**, z. B. Vollkornbrot, Vollkornnudeln;
- folgende **Gemüse- und Obstsorten:** Kartoffeln, Topinambur, Grünkohl, Schwarzwurzeln, Bananen, ungeschwefeltes Trockenobst (außer Rosinen – sie sind neutral; Korinthen hingegen zählen zu den Kohlenhydraten), frische Datteln und Feigen und mürbe, süße Äpfel;
- folgende **Süßungsmittel:** Frutilose (natürliche Fruchtsüße ohne Zuckerzusatz, aus dem Reformhaus), Honig, Ahornsirup, Birnen- und Apfeldicksaft;
- **Verschiedenes**, wie z. B. Kartoffelstärke, Weinsteinbackpulver, Puddingpulver, Karobe (gemahlene Frucht des Johannisbrotbaumes – das Pulver wird wie Kakao verwendet, Sie bekommen es im Naturkostladen);
- **Bier.**

Neutrale Gruppe

- **Fette**, z. B. Öle (kaltgepresste bevorzugen), ungehärtete Margarinesorten mit einem hohen Anteil an mehrfach ungesättigten Fettsäuren (aus dem Reformhandel) und Butter;
- **gesäuerte Milchprodukte**, z. B. Joghurt;
- **süße Sahne und Kaffeesahne;**
- **Käse mit mindestens 60 % Fett i. Tr.;**
- **Weißkäse**, z. B. Schafs- und Ziegenkäse, Mozzarella, körniger Frischkäse;
- **rohe, geräucherte Wurstwaren**, z. B. roher Schinken, Salami;
- **rohes Fleisch**, z. B. Tatar (sollte aber möglichst gemieden werden);
- **rohe marinierte oder geräucherte Fischsorten**, z. B. Schillerlocke, Makrele, Bismarckhering, Matjes;
- **folgende Gemüse- und Salatsorten sowie Pilze:** Auberginen, Artischocken, Brokkoli, Blumenkohl, grüne Bohnen, grüne Erbsen, Fenchel, Gurken, Knoblauch, Kohlrabi, Lauch, frischer Mais, Möhren, Paprika, Peperoni, Radieschen, Rettich, Rote Bete, Rosenkohl, Rotkohl, Sauerkraut, Sellerie, Spargel, Spinat, rohe Tomaten, Weißkohl, Wirsing, Zwiebeln, Zucchini, alle Blattsalate (auch z. B. Eisberg- und Feldsalat), Chicorée und Chinakohl sowie Austernpilze, Champignons, Pfifferlinge & Co.;
- **Sprossen und Keimlinge;**
- **Kräuter und Gewürze;**
- **Nüsse und Samen** (außer Erdnüssen), z. B. Haselnüsse, Kokosraspel, Mandeln, Sesam;
- **Heidelbeeren;**
- **ungeschwefelte Rosinen;**
- **Oliven;**
- **Eigelb;**
- **Hefe;**
- **klare, hochprozentige Spirituosen;**
- **Kräutertees;**
- **Geliermittel**, z. B. Gelatine, Agar-Agar, pflanzliche Bindemittel.

Bitte meiden!

- weißes Mehl und daraus hergestellte Produkte, z. B. süße und pikante Backwaren sowie Nudeln;
- polierten Reis;
- Zucker, Süßstoffe und damit hergestellte Produkte, z. B. Süßigkeiten und Marmeladen;
- Fertiggerichte und Konserven;
- getrocknete Hülsenfrüchte;
- Erdnüsse;
- Preiselbeeren;
- Schweinefleisch sowie alle daraus hergestellten Produkte;
- rohes Fleisch;
- rohes Eiweiß von Eiern;
- fertige Mayonnaise; säurereichen Essig;
- gehärtete Fette, z. B. normale Margarinesorten und feste, weiße Frittier- und Bratfette (Plattenfette);
- schwarzen Tee, Kaffee, Kakao und hochprozentige Spirituosen.

Ob Sie ganz auf die genannten Lebensmittel verzichten, liegt an Ihnen.

Der Mengenplan

Der Mengenplan hilft Ihnen, einen ausgewogenen Mahlzeitenrhythmus zu finden und zeigt Ihnen, was Sie beispielsweise zum Frühstück oder am Mittag essen können und in welchen ungefähren zeitlichen Abständen die verschiedenen Mahlzeiten eingenommen werden sollten. Die Gewichtsangaben und die Uhrzeiten auf dem Mengenplan sind nur Richtwerte und sollten von Ihnen selbst erprobt werden.

Hungern und Fasten sind oftmals sinnlos, niemand soll hungrig vom Tisch aufstehen, denn dadurch wird Naschen vorprogrammiert.

Übrigens: Zum Gesundbleiben benötigt jeder Körper viel Gemüse, Salate und Obst, die man zu einem Teil als Rohkost essen sollte.

Vor dem Frühstück (ca. 8.00 Uhr)
1 Glas (etwa 200 ml) natriumarmes, stilles Mineralwasser

Frühstück (ca. 8.05 Uhr)
Man hat die Wahl zwischen einer Kohlenhydrat-, einer Eiweiß- und einer Obstmahlzeit
- Kohlenhydratmahlzeit
  1 Scheibe Vollkornbrot (50 g) oder 1 Vollkornbrötchen oder 3 Scheiben Vollkornknäckebrot; diese dünn mit Butter oder Margarine bestrichen und mit Folgendem belegen bzw. bestreichen:
  30 g rohe Wurst (ca. 3 dünne Scheiben) oder 30 g Käse ab 60 % Fett i. Tr. (ca. 1 Scheibe) oder 50 g Quark (ca. 2 EL) oder 2 TL Honig
  als Alternative dazu: ein Müsli oder einen Getreidebrei
- Eiweißmahlzeit
  2 Eier (als Spiegeleier, Rühreier, gekocht oder im Glas) (mehr als 3 Eier pro Woche sind nicht empfehlenswert);

dazu: Tomaten, Gurken, Paprikaschoten, Radieschen oder ein anderes neutrales Gemüse, aber kein Brot

- Obstmahlzeit
Frisches Obst der Saison (außer Bananen, Feigen und Datteln)

Wer auf seinen Kaffee oder schwarzen Tee nicht verzichten möchte, sollte ihn mit etwas Sahne, eventuell auch mit Honig verfeinern.

Wichtig: Jeden Bissen sorgfältig kauen und gut einspeicheln. Kaffee oder Tee ist kein Speichelersatz.

Zwischendurch (ca. 9.00 Uhr)
1 großes Glas Früchte- oder Kräutertee oder stilles Mineralwasser

Zwischendurch (ca. 10.00 Uhr)
1 großes Glas Früchte- oder Kräutertee oder stilles Mineralwasser

Zwischenmahlzeit (10.30 Uhr)
200 g Obst der Saison (saure Obstsorten, nicht zusammen mit Bananen, Feigen und Datteln) oder 250 ml frische Milch oder 250 g angesäuerte Milchprodukte oder 100 g Obst (aber keine Bananen, Feigen und Datteln) und dazu 125 ml Milch oder angesäuerte Milchprodukte

Zwischendurch (ca. 12.00 Uhr)
1 großes Glas Früchte- oder Kräutertee oder stilles Mineralwasser

Mittagessen (12.30 Uhr)
Zum Mittagessen haben Sie die Wahl zwischen einer Eiweiß- und einer Kohlenhydratmahlzeit

- Eiweißmahlzeit:
100–150 g Fleisch oder 150–200 g Fisch oder 2 Eier oder 60 g Käse bis 50 % Fett i. Tr. oder 80 g gegarte Wurstsorten; dazu 400 g neutrales Gemüse und Salat

25

- Kohlenhydratmahlzeit:
50 g Getreide oder 50 g Naturreis oder 50 g Vollkornnudeln (alles roh gewogen) oder 200 g Kartoffeln; dazu 400 g Gemüse und Salat

Hierzu können Sie noch 30 – 50 g neutrale Lebensmittel essen.
Zusätzlich können Sie kleine Mengen Butter, Margarine, Öl oder Sahne verwenden. Sie sind alle neutral und passen immer dazu.
Während der Hauptmahlzeit sollte man möglichst nichts trinken.

Zwischendurch (ca. 14.00 Uhr)
1 großes Glas Früchte- oder Kräutertee oder stilles Mineralwasser

Zwischendurch (ca. 15.00 Uhr)
1 großes Glas Kräutertee oder stilles Mineralwasser

Zwischendurch (ca. 16.00 Uhr)
1 großes Glas Kräutertee oder stilles Mineralwasser

Zwischenmahlzeit (16.30 Uhr)
1 Banane oder 1 Müsliriegel ohne Zucker oder 1 Knusperbrot (Rezept Seite 36) oder 1 Scheibe Knäckebrot mit Honig oder 1 EL Vollkornhaferflocken und 1 Becher Joghurt oder 200 g angesäuerte Milchprodukte (keine Frischmilch trinken, da sie nachmittags schwerer verdaulich ist)

Zwischendurch (ca. 18.00 Uhr)
1 großes Glas Kräutertee oder stilles Mineralwasser

Abendessen (18.30 Uhr)
- Am Abend hat man die Auswahl bei den Kohlenhydratgerichten: 50 g Getreide (roh gewogen) oder 100 g Vollkornbrot oder 50 g Naturreis (roh gewogen) oder 200 g Kartoffeln; dazu 400 g Gemüse und Salat; 30 – 50 g neutrale Lebensmittel und wenig Butter, Margarine, Öl oder Sahne

Der Fragebogen

Sie halten sich an die Regeln der Hayschen Trennkost und nehmen trotzdem nicht ab? Dieser Fragebogen soll helfen, Ihre individuellen Ernährungsfehler aufzuspüren.

Erkennen Sie Ihre Schwachstellen im Umgang mit der eigenen Person und mit den Ernährungsregeln der Hayschen Trennkost. Und finden Sie mögliche Ursachen für einen mangelnden Erfolg beim Abnehmen heraus. Die Auswertung des Fragebogens finden Sie ab Seite 27.

1. **Wie viel Kilogramm möchten Sie mit der Blitzdiät in einer Woche abnehmen?**
A Am liebsten 7 bis 9 kg!
B Ich möchte mindestens 5 kg abnehmen.
C Mit 3 kg wäre ich zufrieden.
D Ich halte 1 bis 2 kg für realistisch.

2. **Welche Personen haben Ihrer Meinung nach Idealgewicht?**
A Anna ist 30 Jahre alt. Bei einer Größe von 1,70 m wiegt sie 55 kg.
B Hannelore, Mitte vierzig, wiegt bei 1,65 m Größe 61 kg.
C Der 36-jährige Matthias wiegt 70 kg und misst 1,85 m.
D Klaus geht auf die Fünfzig zu. Er ist 1,75 m groß und wiegt 68 kg.

3. **Es ist ausreichend, wenn ich innerhalb einer Mahlzeit eiweißreiche Lebensmittel von kohlenhydratreichen trenne.**
A Richtig, denn die Trennung bewirkt die Gewichtsabnahme.
B Falsch, eine Trennung von Eiweiß und Kohlenhydraten reicht alleine nicht aus, um abzunehmen. Mindestens genauso wichtig ist, viel frisches Obst und Gemüse zu verzehren.

27

4. Einmal am Tag ein Dessertteller mit Gemüse oder Salat ist ausreichend.

A Wer kein Obst oder Gemüse mag, muss sich nicht dazu quälen.

B 300 bis 400 g davon mittags oder abends sind empfehlenswert.

5. Bei neutralen Lebensmitteln darf ich unbesorgt zugreifen.

A Neutral heißt nicht „unbedeutend für das Gewicht" bzw. kalorienarm.

B Da neutrale Lebensmittel weder die Eiweiß- noch die Kohlenhydratverdauung behindern, sind sie hervorragend zum Abnehmen geeignet.

6. Zu den Mahlzeiten trinke ich Diät- oder Lightgetränke.

A Da ich mit diesen Getränken kaum zusätzliche Kalorien aufnehme, haben sie auch keinen Einfluss auf mein Körpergewicht.

B Die in Diät- und Lightgetränken enthaltenen Zusatzstoffe behindern eine Gewichtsabnahme. Ich lasse deshalb die Finger davon.

C Während der Mahlzeiten sollte man nicht trinken.

7. Bier gehört zur Kohlenhydratgruppe, Wein und Sekt zur Eiweißgruppe, Korn und Wacholder sind neutral. Ich halte mich streng an die Trennungsregel: Zum Brot trinke ich mein Bier, zu Fleisch oder Fisch Wein und zur Verdauung einen klaren Schnaps.

A Die alkoholischen Getränke sind den richtigen Gruppen zugeordnet. Wer die Trennungsregel beachtet, muss sich keine Sorgen machen.

B Wer abnehmen will, der sollte möglichst ganz auf Alkohol verzichten.

8. Bei Zeitnot greife ich zu kalorienreduzierten Fertiggerichten oder esse 1 – 2 trockene Brötchen mit wenig neutralem Käse.

A Kalorienreduzierte Fertigprodukte regen den Appetit an.

B Mit den Fertiggerichten oder den Käsebrötchen nehme ich weniger als 1200 Kalorien pro Tag zu mir. Da ich pro Tag um die 2000 Kalorien benötige, ist eine Gewichtsabnahme quasi vorprogrammiert.

C Käsebrötchen sind nicht gerade ideal für eine Diät – ihr hoher Salzgehalt erschwert eine Gewichtsabnahme.

9. Ich habe morgens noch keinen Hunger, entwickle dafür aber am spä-
ten Nachmittag einen guten Appetit. So kann ich mir die am Vor-
mittag gesparten Kalorien für das Abendessen aufheben.

A   Richtig. Hauptsache die Gesamtmenge an Kalorien übersteigt nicht
     meinen Bedarf.

B   Morgens nimmt man leichter ab, da der Stoffwechsel auf Hochtou-
     ren läuft. Daher kann ich die eingesparten Kalorien vom Frühstück
     auf das Abendbrot aufschlagen.

C   So kann das Abnehmen nicht funktionieren, da solche falschen Ess-
     gewohnheiten die gesamte Verdauung total überfordern.

10. Entscheidend ist nicht, was ich trinke, sondern wie viel ich trinke:
Ich achte streng darauf, dass ich täglich zwei bis drei Liter Flüssigkeit zu mir nehme.

A   Mineralwasser oder auch Tee schmeckt mir nicht. Daher trinke ich
     kalorienreduzierte Lightgetränke.

B   Ich trinke meist Mineralwasser oder Kräutertee. Zwischendurch trin-
     ke ich Tomatensaft oder frisch gepresste Obstsäfte.

C   Am liebsten trinke ich Kaffee oder Schwarztee. Zum Durstlöschen
     greife ich meist zum Mineralwasser.

11. Kurz bevor ich zu Bett gehe, brauche ich oft noch ein Stück Wurst
oder Käse, manchmal auch etwas Süßes. So schlimm können sich
diese Kleinigkeiten doch nicht auf mein Gewicht auswirken!

A   Stimmt. Es ist immer noch besser seinen Gelüsten nachzugeben und
     sich ein Betthupferl zu genehmigen, als die halbe Nacht wach zu lie-
     gen und die Gedanken nur noch ums Essen kreisen zu lassen.

B   Es kommt darauf an, ob es sich um Hunger oder um Gelüste han-
     delt. Wer Hunger hat, sollte noch eine Kleinigkeit essen (keine Süßig-
     keiten!). Gelüsten darf man jedoch nicht nachgeben.

C   Diese kleine Nascherei kurz vor dem Schlafengehen ist Gift für jede
     Diät. Der Verdauungsprozess wird gestört.

Hinweise zu den Rezepten

Alle Rezepte in diesem Buch sollen Ihnen beispielhaft zeigen, wie man Nahrungsmittel aus der Eiweiß- und aus der Kohlenhydratgruppe jeweils mit neutralen Nahrungsmitteln kombinieren kann.

Alle Rezepte sind für 1 **Person** berechnet. Wenn Sie einmal mehr zubereiten möchten, können Sie die Zutatenmengen in der Regel problemlos umrechnen. Die Angaben zu **Kilokalorien** (kcal) beziehen sich immer auf 1 Portion bzw. 1 Stück. Die Zutatenmengen beziehen sich in der Regel auf die ungeputzte Rohware.

Die Zubereitungszeit in den Rezepten beinhaltet sowohl die Vorbereitungszeit (waschen, putzen, klein schneiden) als auch die Gar- oder Backzeit. Es handelt sich dabei um Durchschnittswerte. Besondere Zeiten, wie Quellzeit, Zeit zum Gehen oder zum Kühlen, sind extra ausgewiesen. Mithilfe dieser Angaben können Sie schnell erkennen, wie viel Zeit Sie für die Gesamtzubereitung benötigen. Möchten Sie ein Rezept variieren, ziehen Sie bitte den Trennungsplan auf den Seiten 20–23 zurate.

VERZEICHNIS DER ABKÜRZUNGEN

TL	= Teelöffel (gestrichen)	Msp.	= Messerspitze
EL	= Esslöffel (gestrichen)	Std.	= Stunde(n)
ML	= Messlöffel	Min.	= Minuten
g	= Gramm (1000 g = 1 kg)	kcal	= Kilokalorien
kg	= Kilogramm	Fett i. Tr.	= Fett in der Trockenmasse
ml	= Milliliter (1000 ml = 1 l)	TK-...	= Tiefkühl-...
l	= Liter	°C	= Grad Celsius

Die Tagespläne

Die Tagespläne dieser Diät sind so zusammengestellt, dass Sie pro Tag etwa 1200 Kilokalorien zu sich nehmen. Zusätzlich zu den aufgeführten Rezepten müssen Sie zwischendurch reichlich trinken. Richten Sie sich dabei nach den Empfehlungen im Mengenplan ab Seite 24. Die Getränke sind hier nicht extra aufgeführt. Wählen Sie ein stilles, natriumarmes Mineralwasser.

Sie können jederzeit mit der Trennkost-Blitzdiät beginnen. Der erste Tag ist stets ein so genannter Umschalttag. Hiermit signalisieren Sie sich und Ihrem Körper, dass Sie etwas verändern wollen.

Und jetzt gehts los auf der nächsten Seite mit dem 1. Trennkosttag – dem Umschalttag.

1. Tag

Umschalttag

Bevor Sie Ihre Ernährung auf Trennkost umstellen, sollten Sie einen so genannten Umschalttag einlegen. Dieser dient der Anregung des Stoffwechsels und der Entgiftung.

Neben dem Verzehr der bei den einzelnen Tagen beschriebenen Lebensmittel ist es unbedingt nötig, dass Sie am Umschalttag ausreichend Flüssigkeit zu sich nehmen. Geeignet sind dafür natriumarmes, stilles Mineralwasser sowie Tee (Früchte- und Kräutertee).

Nachfolgend finden Sie verschiedene Vorschläge für den Umschalttag. Wählen Sie nach Belieben aus. Übrigens, bei allen Beispielen (außer beim Obsttag) dürfen Sie morgens zusätzlich eine Kleinigkeit frühstücken.

Gemüse-Salat-Tag

Essen Sie an diesem Tag ausschließlich Salat und/oder Gemüse der Saison in roher oder leicht gedünsteter Form. Die Menge dieser Lebensmittel richtet sich dabei ganz nach Ihrem persönlichen Appetit. Verzichten Sie beim Dünsten auf Fett und Salz. Nach Belieben können Sie zum Würzen aber etwas vegetarische Gemüsebrühe (Instantpulver) verwenden.

GESUNDHEITSTIPP

Ob Schlankheitstag oder Kur: pro Tag einen Liter Flüssigkeit zusätzlich einplanen. Beim Abbau von Körperfett entstehen Schlacken, die über den Urin ausgeschieden werden. Trinkt man zu wenig, geschieht das nur langsam. Folge: geblähter Bauch und geschwollene Beine.

Obsttag

Bis 15 Uhr können Sie an diesem Tag frisches Obst der Saison (außer Bananen, frischen Feigen und Datteln) essen. Die Menge richtet sich auch hier nach Ihrem Appetit. Ab 17 Uhr stehen dann noch 2 mittelgroße Bananen oder 2 mittelgroße Pellkartoffeln auf Ihrem Speiseplan.

Kartoffel-Gemüse-Suppen-Tag

An diesem Tag gibt es eine Suppe aus 3 Kartoffeln, 3 Zwiebeln, 3 Stangen Lauch, 1 Stück Knollensellerie und (nach Geschmack) 3 Möhren. Das exakte Gewicht der Zutaten spielt hier keine Rolle. Und so wird die Suppe zubereitet: Putzen Sie das Gemüse, waschen und zerkleinern Sie es. Dann geben sie es in einen großen Topf, füllen mit Wasser auf und fügen nach Belieben frische, gehackte Kräuter und Gewürze (zum Beispiel Petersilie, Majoran, Liebstöckel, Kümmel und Knoblauch) hinzu. Anschließend wird alles zugedeckt bei mittlerer Temperatur gegart, bis das Gemüse weich ist. Zum Schluss können Sie die Suppe mit etwas vegetarischer Gemüsebrühe (Instantpulver) abschmecken. Die Suppe wird über den Tag verteilt gegessen.

FITNESSTIPP

Eine wirksame Übung zur Straffung der Oberschenkelmuskulatur: Mit dem Rücken fest an die Wand pressen, in die Knie gehen und so lange wie möglich in dieser Position bleiben. Sieht leichter aus, als es ist.

Kartoffel-Trink-Tag

Diesen Entschlackungstag empfehle ich besonders denjenigen, die einen empfindlichen Magen-Darm-Trakt haben. Und so wird der Kartoffeltrunk zubereitet: Garen Sie 500 g geschälte Kartoffeln in etwa 2 l Wasser (ohne Salz). Bei neuen Kartoffeln können Sie die Schale später mitverzehren. Nach dem Kochen werden die Kartoffeln dann zusammen mit der Kochflüssigkeit püriert. Der Kartoffeltrunk wird über den Tag verteilt getrunken.

2. Tag

Frühstück

Orangenscheiben mit Nüssen

■ Eiweißgericht
Für 1 Portion
Zubereitungszeit: ca. 15 Min.
ca. 155 kcal

1 Orange
2 EL Sahnedickmilch
1 EL Ahornsirup
1 EL gehackte Walnüsse

1. Die Orange sorgfältig schälen, dabei auch die weiße Haut vollständig entfernen. Dann die Orange in dünne Scheiben schneiden und auf einen flachen Teller legen.

2. Die Sahnedickmilch auf die Orangen geben, mit dem Ahornsirup beträufeln und alles mit den Walnüssen bestreuen.

Zwischenmahlzeit vormittags

Früchtemahlzeit

■ Eiweißgericht
Für 1 Portion
Zubereitungszeit: ca. 10 Min.
ca. 156 kcal

1 Kiwi
100 g frische Mango
100 g Joghurt, 3,5 % Fett
1 TL Ahornsirup
1 TL Mandelsplitter

1. Die Kiwi und die Mango schälen und in mundgerechte Stücke schneiden.

2. Mit dem Joghurt mischen, mit dem Ahornsirup süßen und mit den Mandelsplittern bestreuen.

WOHLFÜHLTIPP

Eine Übung, die Sie schnell entspannen lässt: hinknien, Oberkörper vorbeugen, Stirn auf den Boden, Arme nach hinten. Tief ein- und ausatmen. Bewusst erspüren, wie sich der Rücken bei jedem Atemzug dehnt.

Mittagessen

Geflügelsalat mit Mango und Pfefferminze

■ Eiweißgericht
Für 1 Portion
Zubereitungszeit: ca. 45 Min.
ca. 340 kcal

1/2 kleine Mango
1 Frühlingszwiebel
125 g Hähnchenbrustfilet
1/2 TL kaltgepresstes Olivenöl
1/8 Kopf Eisbergsalat
2 Zweige Pfefferminze
50 g Joghurt, 3,5 % Fett
25 g saure Sahne
1/2 TL Frutilose
etwas Kräutersalz
etwas Cayennepfeffer
etwas Currypulver

1. Die Mango schälen, das Fruchtfleisch vom Stein abschneiden und etwa 1 cm groß würfeln. Die Frühlingszwiebel waschen, putzen und in etwa 1/2 cm dicke Ringe schneiden.

2. Das Hähnchenfleisch waschen, trockentupfen und etwa 2 cm groß würfeln. Das Öl in einer Pfanne erhitzen und die Fleischstücke darin von allen Seiten anbraten. Danach die Frühlingszwiebel dazugeben, die Pfanne zudecken, vom Herd nehmen und warm halten.

3. Das Hähnchen und die Zwiebel bis zum Anrichten des Salates in der geschlossenen Pfanne lassen. Den Salat waschen, putzen und trockenschleudern. Ihn in mundgerechte Stücke zerteilen.

4. Die Pfefferminze waschen und trockentupfen. Einige schöne Blätter beiseite legen. Die restlichen Blätter von den Stielen zupfen und in feine Streifen schneiden. Zusammen mit Joghurt, saurer Sahne, Frutilose, etwas Salz und Cayennepfeffer glatt rühren und pikant abschmecken.

5. Den Eisbergsalat auf einen großen Teller verteilen. Die Mango-, Fleisch- und Zwiebelstücke darauf anrichten und die Sauce darüber geben. Etwas Currypulver auf die Sauce stäuben und den Salat mit den restlichen, beiseite gelegten Minzeblättchen garnieren.

Zwischenmahlzeit nachmittags

Knusperbrot

■ Kohlenhydratgericht
Für 1 Portion
Zubereitungszeit: ca. 5 Min.
ca. 215 kcal

1 Scheibe Vollkornbrot (ca. 50 g)
1 EL Quark, 20 % Fett
1 TL Ahornsirup
1 TL Weizenkleie
1 TL Weizenkeime
1 TL Leinsamen
6 Scheiben Bananen, ¹/₂ cm dick

1. Das Brot mit dem Quark bestreichen und den Ahornsirup darauf verteilen.

2. Mit dem Messerrücken die Weizenkleie, die Weizenkeime und den Leinsamen leicht in die Quarkmasse drücken und die Bananenscheiben darauf legen.

SCHÖNHEITSTIPP

Knie neigen zum Rauwerden und brauchen gelegentlich Extraportionen fettere Körpermilch oder auch Allzweckcreme. Raue, gerötete Ellbogen werden am schnellsten wieder schön, wenn man sie täglich mit Orange oder Zitrone abreibt und anschließend eincremt.

Abendessen

Paprika-Quinoa-Eintopf

■ Kohlenhydratgericht
Für 1 Portion
Zubereitungszeit: ca. 35 Min.
ca. 297 kcal

300 g Paprikaschoten
  (eventuell bunt gemischt, rot, grün, gelb)
1 TL Butter (5 g)
40 g Quinoa (Rohgewicht)
500 ml Gemüsebrühe
¹/₂ TL getrocknete Kräuter der Provence
Paprikapulver, Salz

1. Die Paprikaschoten waschen, mit Küchenkrepp abtrocknen, halbieren, Stielansätze, Kerne und weiße Innenteile entfernen und das Fruchtfleisch fein würfeln.

2. Die Butter in einem Topf erhitzen, die Paprikawürfel dazugeben und unter Rühren leicht andünsten. Die Quinoakörner dazugeben und das Ganze mit der Brühe aufgießen. Die getrockneten Kräuter untermischen und den Eintopf zugedeckt etwa bei milder Hitze 10 Minuten garen, dann weitere 10 bis 15 Minuten ohne Hitzezufuhr ausquellen lassen.

3. Den Eintopf mit Paprika und Salz abschmecken.

FITNESSTIPP

Blockieren Sie einen Stuhl, indem Sie ihn an eine Wand stellen. Stellen Sie einen Fuß auf die Sitzfläche des Stuhls, das andere Bein weit nach hinten strecken. Beide Fersen haften fest am Boden. Den Oberkörper gerade halten und leicht nach vorne beugen, sodass eine Dehnung in der vorderen Hüftbeugemuskulatur spürbar wird. Die Bauchmuskeln sind angespannt, beide Hände in die Taille gestemmt. 10 Sekunden in dieser Position verharren, dann Beinwechsel. Diese Übung 5-mal wiederholen. Danach die Beine locker ausschütteln.

GESUNDHEITSTIPP

Naturprodukte wie Getreide, Obst und Gemüse sind gesunde Schlankmacher. Das Geheimnis des Abnehmeffektes liegt neben dem großen Anteil an Ballaststoffen am hohen Kaliumgehalt. Kalium ist der Gegenspieler von Natrium. Erwachsene brauchen davon täglich etwa 4 g. Etwa 800 g Gemüse oder Obst am Tag gegessen, liefert die ausreichende Menge, um den Stoffwechsel zu aktivieren und über die Nieren überflüssiges Wasser auszuscheiden. Automatisch verliert der Körper dabei an Gewicht. Vor allem die Banane ist sehr kaliumreich. Ebenso Trockenobst und die Kartoffel. Durch die natürliche Entwässerung des Körpers brauchen Sie jedoch kein Defizit im Mineralstoff- oder Vitaminhaushalt zu befürchten. Denn über das Gemüse, Obst und vollwertiges Getreide werden dem Organismus erneut wertvolle Vitalstoffe zur Verfügung gestellt.

3. Tag

Frühstück

Haferflockenmüsli

■ Kohlenhydratgericht
Für 1 Portion
Quellzeit: über Nacht
Zubereitungszeit: ca. 5 Min.
ca. 200 kcal

2 Trockenpflaumen
60 ml Wasser
2 EL Vollkornhaferflocken
1 EL süße Sahne, 30 % Fett
1 TL Honig
4 fein gehackte Haselnüsse

1. Die Pflaumen zerkleinern und mit den Haferflocken in dem Wasser einweichen.

2. Am nächsten Morgen die Sahne mit dem Honig unter das Müsli rühren. Mit den gehackten Haselnüssen bestreuen.

WOHLFÜHLTIP

Verwöhnen Sie sich mit duftendem Körperpuder oder etwas anderem, was Sie sich sonst nicht gönnen. Das kleine Gefühl von Luxus schützt vor Diät-Kater.

Zwischenmahlzeit vormittags

Vitalbrot

■ Kohlenhydratgericht
Für 1 Portion
Zubereitungszeit: ca. 5 Min.
ca. 216 kcal

1 dünne Scheibe Vollkornbrot
30 g Doppelrahmfrischkäse
1 kleine Tomate
3 Radieschen
etwas Kräutersalz
1 EL Schnittlauch, fein geschnitten

1. Das Vollkornbrot mit dem Frischkäse bestreichen.

2. Die Tomate und die Radieschen waschen und in dünne Scheiben schneiden. Das Brot damit belegen und mit dem Kräutersalz leicht würzen. Mit dem Schnittlauch garnieren.

Mittagessen

Hähnchenkeule mit Paprikagemüse

■ Eiweißgericht
Für 1 Portion
Zubereitungszeit: ca. 30 Min.
ca. 395 kcal

1 kleine Hähnchenkeule

Salz, Pfeffer

Paprikapulver, edelsüß

2 Zwiebeln

3 Tomaten

1 grüne Paprikaschote

1 gelbe Paprikaschote

1 Knoblauchzehe

2 EL Tomatenmark

1 EL Öl

2 EL gehacktes Basilikum

1. Die Hähnchenkeule abspülen, trockentupfen, mit Salz, Pfeffer und Paprikapulver einreiben und mit einer Nadel mehrmals einstechen. Sie dann ohne Fettzugabe in einer beschichteten Pfanne bei mittlerer Hitze in etwa 1/2 Stunde von allen Seiten braten.

2. Inzwischen die Zwiebeln schälen. Die Tomaten waschen und putzen. Beides in Spalten schneiden. Die Paprikaschoten vierteln, putzen, entkernen, waschen und grob würfeln. Den Knoblauch schälen und fein würfeln.

3. Das Tomatenmark mit 6 Esslöffeln Wasser verrühren und die Sauce mit Salz und Pfeffer abschmecken.

4. Das Öl in einem Topf erhitzen und Zwiebeln sowie Knoblauch darin kurz anbraten. Die Paprikaschoten kurz mitbraten. Dann die Tomatenmarksauce dazugießen, umrühren und das Gemüse etwa 10 Minuten zugedeckt schmoren lassen.

5. Danach die Tomatenspalten zum Gemüse geben und es weitere 2 Minuten köcheln lassen. Das Basilikum darunter mischen. Das Gemüse zusammen mit der Hähnchenkeule anrichten.

GESUNDHEITSTIPP

Kräutertees stillen nicht nur den Durst, sondern haben gleichzeitig arzneiliche Wirkungen. Darum sollten Sie Tees, wie Pfefferminze, Kamille, Fenchel, Brennnessel und andere Kräuter nicht über einen längeren Zeitraum trinken.
Wechseln Sie die verschiedenen Teesorten täglich, so ist gegen den Gebrauch nichts einzuwenden.
Tees aus Früchten, wie getrocknete Äpfel, Malve oder Hibiskus können Sie unbedenklich trinken.

Zwischenmahlzeit nachmittags

Apfelquark

■ Kohlenhydratgericht
Für 1 Portion
Zubereitungszeit: ca. 10 Min.
ca. 115 kcal

1 süßlicher, mürber Apfel
2 EL Quark, 20 % Fett
1 TL Apfeldicksaft
1/2 TL Zimtpulver

1. Den Apfel waschen und mit Schale raspeln.

2. Quark, Apfeldicksaft und Zimt unter die Apfelraspel heben.

SCHLANKHEITSTIPP

Naschen Sie ruhig mal! Die Lust auf Süßes nicht krampfhaft wegschieben. Irgendwann kommt der Heißhunger und endet womöglich in einer Tortenschlacht. Stattdessen kleine Leckereien von vornherein in den Diätplan einbauen. Ein Riegel Schokolade hat circa 80 Kalorien.

SCHLANKHEITSTIPP

Mate enthält Koffein, das Herz und Hirn anregt. Allerdings wird das Koffein durch die Begleitstoffe ähnlich wie beim grünen Tee langsamer aufgenommen. Der Koffeinspiegel steigt langsam an und fällt auch langsam wieder ab, sodass es nicht wie beim Kaffee zu Unruhe und Nervosität kommt. Matetee wird auch gerne als Schlankheitstee gepriesen, was wohl etwas übertrieben ist. Aber das Koffein wirkt (wie Appetithemmer) leicht anregend im Gehirn und vor allem auch entwässernd. So kann es eine kalorienreduzierte Diät wirksam unterstützen.

SCHÖNHEITSTIPP

Der ideale „Schlankmacher" unter den Milchprodukten ist Joghurt. Er ist leicht verdaulich, reguliert die Darmflora und stärkt das Immunsystem. Außerdem stärkt er die Haut und stabilisiert den Säureschutzmantel, und ihm werden reinigende Kräfte nachgesagt. Tragen Sie 1 bis 2 Teelöffel Joghurt auf Gesicht und Hals mit kreisenden Bewegungen auf. Kurze Zeit einwirken lassen und anschließend mit lauwarmen Wasser abspülen. Danach fühlt sich die Haut glatt und weich an.

Abendessen

Zucchini-Reis-Pfanne

■ Kohlenhydratgericht
Für 1 Portion
Zubereitungszeit: ca. 40 Min.
ca. 355 kcal

50 g Naturreis
Salz
1 TL Mandelblättchen
1 Banane
1 mittelgroßer Zucchino
1 EL Crème fraîche
1 TL Currypulver
einige Tropfen Öl

1. Den Reis in reichlich Salzwasser in etwa 25 Minuten bissfest garen.

2. Inzwischen die Mandelblättchen in einer Pfanne ohne Fettzugabe goldbraun rösten. Die Banane schälen und schräg in dicke Scheiben schneiden. Den Zucchino waschen, putzen und in Stifte schneiden. 4 Esslöffel Wasser mit der Crème fraîche und dem Currypulver zu einer Sauce verrühren.

3. Wenn der Reis gar ist, eine beschichtete Pfanne erhitzen und mit dem Öl auswischen. Die Bananenscheiben darin bei milder Hitze goldgelb braten. Dann die Zucchinistifte und den abgedämpften Reis dazugeben und alles einmal vorsichtig umrühren.

4. Die Currysauce in die Pfanne gießen und einmal kurz aufkochen lassen. Das Gericht mit Salz abschmecken und mit den Mandelblättchen bestreuen.

GESUNDHEITSTIPP

Nie nebenbei etwas knabbern – im Büro, beim Fernsehen oder beim Lesen. Auch keinen Apfel oder sonst was Kalorienarmes. Man registriert dabei gar nicht richtig, dass und was man überhaupt isst. Wer regelmäßig beim Fernsehen isst oder knabbert, gewöhnt sich außerdem so sehr an diese Kombination, dass beim Einschalten des Gerätes schon der Appetit da ist.

4. Tag

Frühstück

Kiwi-Erdbeer-Salat

■ Eiweißgericht
Für 1 Portion
Zubereitungszeit: ca. 15 Min.
ca. 150 kcal

1 Kiwi, geschält, in Scheiben
150 g Erdbeeren, halbiert
1 EL Orangensaft oder -likör
*   (nach Belieben)*
1 TL gehackte Haselnüsse
einige Blättchen Zitronenmelisse

1. Kiwi und Erdbeeren auf einem
Teller anrichten.

2. Das Obst mit dem Orangensaft
oder dem -likör beträufeln und mit
den Nüssen bestreuen. Den Salat mit
Zitronenmelisse garnieren.

GESUNDHEITSTIPP

Trinken Sie heute zusätzlich zwei,
drei Tassen grünen Tee. Enzyme,
Mineralien und hormonähnliche
Stoffe machen ihn zu einem idealen
Beauty-Drink.

Zwischenmahlzeit vormittags

Joghurt mit Sanddorn

■ Kohlenhydratgericht
Für 1 Portion
Zubereitungszeit: ca. 5 Min.
ca. 120 kcal

1 TL Honig
1 TL Sanddornsaft
100 g Joghurt, natur, 3,5 % Fett

1. Den Honig gleichmäßig mit dem
Sanddorn verrühren und anschließend mit dem Joghurt vermischen.

2. In ein Dessertglas füllen und kühl
servieren.

SCHÖNHEITSTIPP

Kochen Sie am Vorabend einen starken grünen China-Tee und frieren Sie
ihn zu Eiswürfeln. Reiben Sie morgens Ihr Gesicht damit ab.

Mittagessen

Rosenkohl-Rindfleisch-Pfanne

■ Eiweißgericht
Für 1 Portion
Zubereitungszeit: ca. 35 Min.
ca. 360 kcal

200 g Rosenkohl
1 Zwiebel
150 g Rumpsteak
1 Knoblauchzehe
1/2 EL ungehärtetes Kokosfett
  (aus dem Reformhaus)
etwas Meersalz
1/2 TL Kurkumapulver (Gelbwurz)
1/2 TL Cayennepfeffer
1/2 TL gemahlener Koriander
125 ml vegetarische Gemüsebrühe
etwas Kräutersalz
1/2 EL Zitronensaft
evtl. etwas gehacktes Koriandergrün

1. Den Rosenkohl putzen, waschen und halbieren. Die Zwiebel schälen und fein würfeln. Das Rindfleisch in Streifen schneiden. Den Knoblauch schälen und durch die Presse drücken.

2. Das Fett in einer großen Pfanne erhitzen und die Fleischstreifen darin rundherum braun anbraten. Sie dann herausnehmen und salzen.

3. Die Zwiebeln und den Knoblauch ins Bratfett geben und darin glasig dünsten. Den Rosenkohl dazugeben und andünsten. Das Gemüse mit Kurkuma, Cayennepfeffer sowie Koriander würzen und die Brühe dazugießen. Alles einmal aufkochen lassen und den Rosenkohl in etwa 12 Minuten bissfest dünsten.

4. Nun die gebratenen Fleischstreifen dazugeben und alles mit Kräutersalz sowie Zitronensaft abschmecken. Das Gericht eventuell mit Koriandergrün bestreuen.

FITNESSTIPP

Ob im Büro oder zu Hause, diese einfache Übung bringt Sie mächtig in Schwung.
Setzen Sie sich locker auf einen Stuhl und halten Sie sich links und rechts seitlich an der Sitzfläche fest. Nun heben Sie beide Beine bis zur Sitzhöhe an und fahren langsam „Rad". Je nach Ausdauer 20- bis 30-mal. Dabei die gleichmäßige Atmung nicht vergessen. Anschließend aufstehen und die Beine locker ausschütteln.

Zwischenmahlzeit nachmittags

Vollkornbrot mit Hüttenkäse und Walnüssen

■ Kohlenhydratgericht
Für 1 Portion
Zubereitungszeit: ca. 10 Min.
ca. 270 kcal

1 Scheibe Vollkornbrot
1 TL Butter
80 g Hüttenkäse
3 Walnusskerne

1. Das Brot im Toaster kurz rösten und mit der Butter bestreichen.

2. Den Hüttenkäse mit der Gabel auflockern, auf dem Brot verteilen und mit den Walnusskernen bestreuen.

SCHLANKHEITSTIPP ■

Der kleine Hunger zwischendurch kann mit rohen Möhren besänftigt werden. Die leichte Süße der Möhren hebt den Blutzuckerspiegel an und das starke Kauen besänftigt die Esslust.

Abendessen

Kartoffelgratin

■ Kohlenhydratgericht
Für 1 Portion
Zubereitungszeit: ca. 40 Min.
ca. 361 kcal

250 g Pellkartoffeln (fest kochend)
100 g Zucchini
geriebene Muskatnuss, Salz
1 TL Pflanzenmargarine (5 g)
100 ml Gemüsebrühe
50 g Mozzarella

1. Die Kartoffeln und die Zucchini waschen, schälen und in dünne Scheiben schneiden. Die Scheiben mit Muskat und Salz würzen. Den Backofen auf 180 °C vorheizen.

2. Die Gratinform mit Margarine ausstreichen. Kartoffel- und Zucchinischeiben schräg einschichten und mit Brühe begießen. Den Mozzarella abtropfen lassen, in feine Würfel schneiden und über das Gemüse streuen. Das Ganze auf der mittleren Leiste ca. 25 Minuten backen, bis die Kartoffelscheiben leicht gebräunt sind.

5. Tag

Frühstück

Schlemmerbrötchen

■ Kohlenhydratgericht
Für 1 Portion
Zubereitungszeit: ca. 10 Min.
ca. 350 kcal

1 Tomate
1 Vollkornbrötchen
2 EL Doppelrahmfrischkäse
1 großes Salatblatt
4 Scheiben Bündner Fleisch
1 EL Schnittlauchröllchen

1. Die Tomate waschen, den Stielansatz entfernen und das Fruchtfleisch in $1/2$ cm dicke Scheiben schneiden.

2. Das Brötchen halbieren und mit dem Frischkäse bestreichen. Auf die Unterseite das gewaschene Salatblatt legen.

3. Darauf 2 bis 3 Tomatenscheiben und das Bündner Fleisch verteilen. Den Schnittlauch darüber streuen und die Oberseite aufsetzen. Zusammen mit den restlichen Tomatenscheiben servieren.

Zwischenmahlzeit vormittags

Bananenjoghurt

■ Kohlenhydratgericht
Für 1 Portion
Zubereitungszeit: ca. 10 Min.
ca. 225 kcal

1 kleine Banane
150 g Joghurt, 3,5 % Fett
1 EL Sonnenblumenkerne

1. Die Banane schälen, mit einer Gabel zerdrücken.

2. Den Joghurt mit einem Schneebesen cremig rühren und das Bananenmus darunter rühren. Alles mit den Sonnenblumenkernen bestreuen.

FITNESSTIPP

Stellen Sie sich mit leicht gespreizten Beinen aufrecht hin. Die Arme nun abwechselnd weit nach oben strecken, als wollten Sie höher hängendes Obst vom Baum pflücken. Die Bauchmuskulatur ist angespannt. Diese Übung strafft und festigt die seitlichen Körperpartien, ebenso die Arme und den Bauch.

Mittagessen

Curryfisch

■ Eiweißgericht
Für 1 Portion
Zubereitungszeit: ca. 30 Min.
ca. 250 kcal

150 g Fischfilet (z. B. Kabeljau, Rotbarsch,
  Seelachs oder Scholle)
1 1/2 EL Zitronensaft
Salz
1 kleiner Zucchino
1 Staude Chicorée
2 EL Crème fraîche
1 TL Currypulver

1. Das Fischfilet mit 1/2 Esslöffel Zitronensaft, Salz und Pfeffer würzen.

2. Den Zucchino waschen, putzen und in Scheiben schneiden. Den Chicorée waschen, den bitteren Strunk am unteren Ende keilförmig herausschneiden und den Chicorée in Streifen schneiden.

3. Dann 100 ml Wasser mit Crème fraîche, 1 Esslöffel Zitronensaft, Currypulver und Salz verrühren.

4. Die Currysauce in einer Pfanne aufkochen lassen. Den Fisch im Ganzen sowie die Zucchinoscheiben dazugeben und alles etwa 5 Minuten in der Sauce köcheln lassen. Den Fisch dabei einmal vorsichtig wenden.

5. Kurz vor Ende der Garzeit den Chicorée unter das Gemüse heben.

Zwischenmahlzeit nachmittags

Knäckebrot mit Quark und Honig

■ Kohlenhydratgericht
Für 1 Portion
Zubereitungszeit: ca. 5 min.
ca. 180 kcal

2 Scheiben Vollkornknäcke
50 g Quark, 20 % Fett
2 TL flüssiger Honig

1. Die Knäckebrote mit dem Quark bestreichen.

2. Anschließend den Honig darauf verteilen.

Abendessen

Grünkernsuppe

■ Kohlenhydratgericht
Für 1 Portion
Zubereitungszeit: ca. 30 Min.
ca. 199 kcal

1/2 l vegetarische Gemüsebrühe
(Instantpulver)
25 g Grünkern, fein geschrotet
1 Eigelb
2 EL Sahnejoghurt
1 EL fein gehackte Kräuter

1. Gemüsebrühe zum Kochen
bringen.

2. Das feine Grünkernschrot einrühren, aufkochen und ca. 15 Minuten auf der ausgeschalteten Platte
quellen lassen. Gelegentlich umrühren.

3. Das Eigelb mit dem Sahnejoghurt
verquirlen und in die Suppe rühren.
Mit den Kräutern bestreut servieren.

GESUNDHEITSTIPP

Ballaststoffe benötigen zum Quellen
ausreichend Flüssigkeit. Trinken Sie
deshalb mindestens 1 l pro Tag.

WOHLFÜHLTIPP

Gönnen Sie sich ein Aroma-Bad,
wenn Sie genervt nach Hause kommen. Im warmen Wasser relaxen
Muskeln und Geist; ätherische Öle
mit aromatherapeutischer Wirkung
verstärken den Entspannungseffekt:
Lavendel beruhigt die Nerven, Melisse löst innere Spannungen, das nach
Rose duftende Geranium heitert auf
und sorgt für guten Schlaf. Rezept:
20 Tropfen Öl mit einem EL Honig
mischen und ins Wasser geben. Den
Duft tief einatmen.

FITNESSTIPP

Langes Sitzen ermüdet und lähmt die
Muskulatur. Diese einfache Übung
bringt die Elastizität zurück und den
Kreislauf auf Touren: Nehmen Sie
einen Schal oder ein Handtuch und
halten Sie es links und rechts an
zwei Zipfeln fest. Nun steigen Sie
vorwärts über das Tuch und wieder
zurück. Wiederholen Sie die ganze
Übung 10-mal.

47

6. Tag

Frühstück

Joghurt mit frischen Früchten

■ Eiweißgericht
Für 1 Portion
Zubereitungszeit: ca. 5 Min.
ca. 280 kcal

150 g frische Früchte der Saison
(z. B. Erdbeeren, Kirschen oder
Orangen)
150 g Sahnejoghurt
2 TL Frutilose

1. Die Früchte waschen (einige Früchte zur Garnitur beiseite legen), etwas zerkleinern und unter den Joghurt mischen.

2. Mit der Frutilose süßen und mit den restlichen Früchten garnieren.

SCHÖNHEITSTIPP

Gegen raue Ellbogen tränken Sie zwei Wattebäusche in leicht erwärmtem Olivenöl und legen Sie auf die Ellbogen. Anschließend mit Klarsichtfolie umwickeln und längere Zeit einwirken lassen. Gleiches gilt auch für raue Hände oder Füße.

Zwischenmahlzeit vormittags

Paprika-Quark-Brot

■ Kohlenhydratgericht
Für 1 Portion
Zubereitungszeit: ca. 10 Min.
ca. 220 kcal

je 1/4 rote, gelbe und grüne Paprikaschote
3 EL Quark, 20 % Fett
1 EL süße Sahne
1 EL gehackte, frische Kräuter
(z. B. Petersilie, Schnittlauch und
Kerbel)
Kräutersalz
Paprikapulver, edelsüß
1 Scheibe Vollkornbrot

1. Die Paprikastücke waschen, putzen und entkernen. Die rote Paprikaschote würfeln, die gelbe und die grüne in feine Streifen schneiden.

2. Den Quark mit der Sahne glatt rühren. Die roten Paprikawürfel und die Kräuter damit vermengen und alles mit etwas Kräutersalz und Paprikapulver würzen.

3. Das Brot mit dem Paprikaquark bestreichen. Die restlichen Paprikastreifen darauf legen.

Mittagessen

Putenragout mit Brokkoli

■ Eiweißgericht
Für 1 Portion
Zubereitungszeit: ca. 30 Min.
ca. 260 kcal

150 g Brokkoli
1 TL vegetarische Gemüsebrühe
(Instantpulver)
150 g Putenschnitzel
150 g Champignons
einige Tropfen Öl
einige Tropfen Zitronensaft
Meersalz
1 EL saure Sahne

1. Den Brokkoli waschen, die Röschen abschneiden und beiseite legen. Die Brokkolistiele in feine Scheiben schneiden und in 175 ml Wasser zusammen mit der Instant-Gemüsebrühe etwa 1/4 Stunde kochen.

2. Inzwischen das Putenschnitzel in feine Streifen schneiden. Die Pilze kurz waschen, putzen und in dünne Scheiben schneiden.

3. Eine beschichtete Pfanne erhitzen und mit einigen Tropfen Öl auswischen. Das Putenfleisch zusammen mit den Champignons darin bei großer Hitze scharf anbraten und dann bei mittlerer Hitze goldbraun

fertig braten. Alles mit Zitronensaft und Salz abschmecken und anschließend zugedeckt warm stellen.

4. Die Brokkolistiele zusammen mit der Brühe mit dem Schneidstab pürieren und die Sahne hineinrühren. Die Brokkoliröschen dazugeben und etwa 5 Minuten in der Sauce köcheln lassen.

5. Das Putenfleisch und die Champignons unter die Brokkolisauce heben und alles nochmals kurz erhitzen.

FITNESSTIPP

Gezieltes Muskeltraining für Oberschenkel, Hüften und Po: In Seitenlage die Beine aufeinander legen. Die Hüfte leicht nach vorne kippen. Die Hände aufstützen. Das obere Bein langsam so weit es geht heben und wieder senken. Diese Übung 5-mal im Wechsel wiederholen.

49

Zwischenmahlzeit nachmittags

Heidelbeermilch

■ Kohlenhydratgericht
Für 1 Portion
Zubereitungszeit: ca. 5 Min.
ca. 200 kcal

50 g Heidelbeeren
1 EL Ahornsirup
200 ml Buttermilch
1 EL geschlagene Sahne

1. Die Heidelbeeren waschen und verlesen. Einige Beeren zum Garnieren beiseite legen.

2. Die Beeren mit dem Ahornsirup und der Buttermilch mit dem Schneidstab fein pürieren.

3. Die Heidelbeermilch in 1 großes Glas füllen, 1 Sahnetupfer darauf setzen und mit den beiseite gelegten Heidelbeeren garnieren.

Abendessen

Kartoffelsalat „Alte Art"

■ Kohlenhydratgericht
Für 1 Portion
Zubereitungszeit: ca. 50 Min.
ca. 197 kcal

200 g Kartoffeln
$1/2$ TL vegetarische Gemüsebrühe
    (Instantpulver)
80 ml heißes Wasser
1 TL Sonnenblumenöl
2 EL Molkosan
1 Zwiebel
1 EL fein gehackte, gemischte Kräuter
    (Schnittlauch, Petersilie, Estragon,
    Kerbel)

1. Die Kartoffeln waschen, in der Schale garen, abgießen und leicht auskühlen lassen. Anschließend pellen und in feine Streifen schneiden.

2. Die vegetarische Gemüsebrühe in dem heißen Wasser auflösen. Die Brühe mit dem Öl und dem Molkosan verrühren und lauwarm über die Kartoffeln gießen.

3. Die Zwiebel schälen, fein würfeln und ebenfalls hinzufügen. Den Kartoffelsalat mischen und auskühlen lassen.

4. Vor dem Anrichten nochmals durchmischen und mit den fein gehackten Kräutern bestreut servieren.

SCHÖNHEITSTIPP

Gurkensaft ist ein natürlicher Feuchtigkeitsspender. Praktischer als Scheiben im Gesicht: Gurke raspeln, Saft durch ein Sieb passieren. Ein Mulltuch damit tränken und als Kompresse auflegen. 30 Minuten einwirken lassen und dabei eine schöne Musik hören.

WOHLFÜHLTIPP

Tägliches Meditieren ist ein ausgezeichnetes Entspannungs-Programm. Sehr wirksam ist die Yoga-Atmung, die auch Ihren Hautnerven zugute kommt. Augen schließen und das rechte Nasenloch mit dem Zeigefinger der linken Hand zuhalten. Durch das freie tief einatmen. Dann das linke Nasenloch mit dem Daumen verschließen, die Luft kurz anhalten und rechts ausatmen. Fünfmal, dann die Hände wechseln und das Ganze in umgekehrter Reihenfolge wiederholen.

FITNESSTIPP

Stützen Sie sich mit beiden Händen gegen eine Wand und versuchen Sie, diese mit voller Kraft wegzuschieben. Das vordere Bein ist von der Wand etwa 50 cm entfernt und leicht angewinkelt. Das hintere Bein wird nach hinten ausgestreckt. Beide Fersen bleiben fest auf dem Boden. In dieser Stellung etwa 20 Sekunden verharren, danach die Beine wechseln. Diese Übung 5-mal im Wechsel wiederholen. Hier wird auf sanfte Art die Blutzirkulation angeregt und der Fettabbau angekurbelt. Ein regelmäßiges Training dieser Art ist sehr wichtig, um Stoffwechsel und Lymphsystem positiv zu beeinflussen.

7. Tag

Frühstück

Frischkornbrei

■ Kohlenhydratgericht
Für 1 Portion
Quellzeit: über Nacht
Zubereitungszeit: ca. 5 Min.
ca. 233 kcal

2 EL Getreide
5 EL Wasser
1 TL Honig
1 EL süße Sahne, 30 % Fett
1 TL gehackte Haselnüsse

1. Das Getreide grob schroten und in dem Wasser über Nacht im Kühlschrank quellen lassen.

2. Morgens den Brei kurz aufkochen, mit dem Honig süßen und mit der Sahne verfeinern. Mit den Nüssen bestreut servieren.

Zwischenmahlzeit vormittags

Orangen

■ Eiweißgericht
Für 1 Portion
ca. 110 kcal

2 Orangen (250 g geschält)

1. Die Orangen schälen und in Spalten teilen.

2. Die Orangenspalten nach Belieben halbieren und in ein Schälchen geben.

WOHLFÜHLTIPP

Riechen und genießen Sie das ätherische Öl der Orange. Es vermittelt durch seinen fruchtigen und angenehmen Geruch Wärme und Heiterkeit. Auch wirkt es ein wenig euphorisierend und gibt Lust auf neue Erfahrungen. Besonders für lange Winterabende zu empfehlen: Geben Sie einige Tropfen reines Orangen-Duftöl in eine Duftlampe und lassen Sie so den Abend ausklingen.

Mittagessen

Fisch mit Zuckerschoten

■ Eiweißgericht
Für 1 Portion
Zubereitungszeit: ca. 30 Min.
ca. 250 kcal

150 g Fischfilet
  (z. B. Kabeljau, Rotbarsch,
  Seelachs oder Scholle)
einige Tropfen Zitronensaft
Salz
150 g Zuckerschoten
¹/₂ Kopfsalat
¹/₂ TL vegetarische Gemüsebrühe
  (Instantpulver)
1 EL Crème fraîche
2 EL grob gehackter Kerbel

1. Das Fischfilet würfeln und mit Zitronensaft und Salz würzen. Die Zuckerschoten waschen, putzen und jeweils einmal schräg durchschneiden. Den Salat putzen, waschen und in Streifen schneiden.

2. Dann 100 ml Wasser zusammen mit der Instantbrühe aufkochen lassen. Die Crème fraîche darunter rühren und die Sauce mit Salz sowie Zitronensaft würzen.

3. Die Zuckerschoten in der Sauce bei schwacher Hitze etwa 5 Minuten ziehen lassen.

4. Fischwürfel dazugeben und alles weitere 5 Minuten köcheln lassen. Dabei nicht mehr umrühren. Die Salatstreifen auf einem Teller garnieren, den Fisch dazugeben und das Gericht mit dem Kerbel bestreuen.

SCHÖNHEITSTIPP

1 Teelöffel Apfelessig mit 100 ml lauwarmem Wasser mischen. Mit dieser Mischung die gesamte Haut, einschließlich Gesicht, einreiben und an der Luft trocknen lassen. Täglich angewendet, reguliert dies den Säuremantel der Haut. Besonders zu empfehlen bei juckender Kopfhaut.

53

Zwischenmahlzeit nachmittags

Knäckebrot mit Kräuterquark

■ Kohlenhydratgericht
Für 1 Portion
Zubereitungszeit: ca. 5 Min.
ca. 116 kcal

60 g Quark, 20 % Fett
1 EL gerührter Joghurt, 3,5 % Fett (25 g)
2 EL fein gewiegte Kräuter
    (Dill, Schnittlauch, Petersilie)
Salz
2 Scheiben Knäckebrot (20 g)

1. Den Quark zusammen mit dem Joghurt glatt rühren. Die Kräuter darunter mischen und das Ganze mit Salz würzen.

2. Den Kräuterquark auf die Knäckebrote streichen.

KÜCHENTIPP

Zum Würzen verschiedener Gerichte passen Basilikum, Rosmarin und Salbei gut zusammen. Diese Kräutermischung gibt Speisen oft ein südländisches Flair.

GESUNDHEITSTIPP

Essen Sie langsam! Bevor die Meldung „satt" im Gehirn ankommt, dauert es etwa 20 Minuten. Wer sein Essen in nur 10 Minuten hinunterschlingt, fühlt sich danach noch hungrig – und holt sich unnötig Nachschlag. Deshalb: genügend Zeit zum Essen nehmen, gründlich kauen. Angenehmer Nebeneffekt: Die Geschmacksnerven reagieren besser, der Genuss ist größer.

FITNESSTIPP

Zur Kräftigung der Brust, Arm- und Schultermuskulatur setzen Sie sich aufrecht hin, die Beine sind hüftbreit geöffnet. Legen Sie die Handflächen vor dem Brustbein zusammen, ohne die Schultern zu heben. Nun die Füße gegen den Boden pressen und die Handflächen gegeneinander drücken. Danach die Finger ineinander haken und die Arme auseinander ziehen. Im Wechsel jeweils ca. 10 Sekunden die Spannung halten. Mehrmals wiederholen.

Abendessen

Spaghetti mit feuriger Paprikasauce

■ Kohlenhydratgericht
Für 1 Portion
Zubereitungszeit: ca. 30 Min.
ca. 570 kcal

1 dicke Zwiebel
1 Knoblauchzehe (nach Belieben)
1 EL kaltgepresstes Olivenöl
1 kleine rote Paprikaschote
60 g rohe Vollkornspaghetti
etwas Meersalz
1/2 TL Kräutersalz
1/4 TL Cayennepfeffer
1 TL Paprikapulver, edelsüß
1 TL vegetarische Gemüsebrühe
  (Instantpulver)
8 schwarze Oliven
50 g Schafskäse
3 Kirschtomaten
6 Basilikumblättchen

1. Die Zwiebel schälen und in dünne Spalten schneiden. Nach Belieben den Knoblauch schälen und zerdrücken. Beide Zutaten im Olivenöl glasig dünsten.

2. Die Paprikaschote halbieren, das Kerngehäuse entfernen, alles waschen, das Fruchtfleisch in sehr feine Streifen schneiden, dann zu der Zwiebel geben und alles 5 Minuten schmoren lassen.

3. In der Zwischenzeit die Nudeln in leicht gesalzenem Wasser 10 bis 12 Minuten bissfest garen. Sie dann abgießen und in die Zwiebel-Paprika-Pfanne geben. Das Ganze mit Kräutersalz, Cayennepfeffer, Paprikapulver und Brühe gut würzen.

4. Oliven und Schafskäse darunter rühren.

5. Die Kirschtomaten waschen, trockenreiben und halbieren. Die Nudeln mit den Tomatenhälften sowie dem Basilikum servieren.

TRENNKOSTTIPP

Zur besseren Verträglichkeit empfiehlt Hay während einer Mahlzeit bei einer Obstsorte bzw. artverwandten Sorten zu bleiben.
Sie können zum Beispiel Apfelsinen mit Mandarinen oder Pfirsiche mit Nektarinen kombinieren. Beerenfrüchte sollten Sie nicht zusammen mit Steinobst essen. Auch sollten Sie die genannten, zur Eiweißgruppe gehörenden Früchte nicht gleichzeitig mit Bananen verzehren, da diese zur Kohlenhydratgruppe zählen.

8. Tag

Frühstück

Möhren-Apfel-Frühstück

■ Eiweißgericht
Für 1 Portion
Zubereitungszeit: ca. 15 Min.
ca. 290 kcal

1 Möhre
1 saftiger, säuerlicher Apfel
1/2 Becher Joghurt (ca. 75 g)
1 EL Sonnenblumenkerne
1 EL ungeschwefelte Rosinen
1 TL kaltgepresstes Sonnenblumenöl
1 TL Frutilose (Obstdicksaft aus dem
   Reformhaus)
1 EL Kokosraspel oder gemahlene Nüsse

1. Die Möhre schälen und in feine Stifte schneiden.

2. Den Apfel waschen, vierteln, entkernen und mit der Schale grob raspeln. Beides in einer kleinen Schüssel mischen.

3. Den Joghurt, die Sonnenblumenkerne, die Rosinen, das Öl und die Frutilose mit der Möhren-Apfel-Mischung vermengen und die Kokosraspel oder die Nüsse darauf streuen.

Zwischenmahlzeit vormittags

Birnenjoghurt

■ Eiweißgericht
Für 1 Portion
Zubereitungszeit: ca. 10 Min.
ca. 185 kcal

150 g Joghurt, 3,5 % Fett
einige Tropfen Zitronensaft
etwas abgeriebene Schale einer
   unbehandelten Zitrone
1 TL ungeschwefelte Rosinen
1 Birne
1 TL gehackte Walnüsse

1. Den Joghurt mit etwas Zitronensaft und Zitronenschale sowie mit den Rosinen in einem Schälchen verrühren.

2. Die Birne schälen, vierteln, entkernen und klein würfeln. Sie dann unter den Joghurt heben. Die Nüsse darüber streuen.

Mittagessen

Spargel mit Schinken

■ Kohlenhydratgericht
Für 1 Portion
Zubereitungszeit: ca. 30 Min.
ca. 160 kcal

250 g frischer Spargel
¹/₄ TL Frutilose
¹/₄ TL Kräutersalz
3 Blätter Friséesalat
¹/₂ EL Molkosan
1 EL kaltgepresstes Olivenöl
50 g roher Rinder- oder Lammschinken
   (dünn geschnitten, ohne Fettrand)
1–2 EL gehackte Petersilie

1. Den Spargel schälen und die holzigen Enden etwa 2 cm breit abschneiden. Die Stangen in einen breiten Topf geben, mit Wasser bedecken und die Frutilose und das Kräutersalz hinzufügen.

2. Alles im geschlossenen Topf einmal aufkochen und das Gemüse danach bei schwacher Hitze etwa 15 Minuten garen.

3. In der Zwischenzeit den Friséesalat waschen, putzen und trockenschleudern. Ihn als Bukett auf 1 Teller anrichten. Das Molkosan zusammen mit dem Öl und 2 Esslöffeln heißem Spargelsud in einer kleinen Schüssel verquirlen. Die Sauce mit Salz würzen und auf den Salat träufeln.

4. Die Schinkenscheiben auf bzw. neben den Friséeblättern anrichten. Den gegarten Spargel aus dem Sud nehmen und neben den Salat und die Schinkenscheiben legen. Das Ganze mit der gehackten Petersilie bestreuen.

Dazu passen 2 Scheiben gebutterter Vollkorntoast.

FITNESSTIPP

Für eine kräftige Nackenmuskulatur setzen Sie sich aufrecht auf einen Stuhl und verschränken die Hände hinter dem Kopf. Drücken Sie nun den Kopf gegen die Hände und bauen Sie eine Spannung auf, ohne den Kopf zu bewegen. Die Spannung ca. 10 bis 15 Sekunden halten. Mehrmals wiederholen.

Zwischenmahlzeit nachmittags

Radieschenbrot

■ Kohlenhydratgericht
Für 1 Portion
Zubereitungszeit: ca. 10 Min.
ca. 150 kcal

1 Scheibe Vollkornbrot
1 TL Butter
6 Radieschen
80 g körniger Frischkäse
1 EL Schnittlauchröllchen
Paprikapulver, edelsüß

1. Das Brot mit der Butter bestreichen. Die Radieschen waschen, in dünne Scheiben schneiden und darauf verteilen.

2. Den Frischkäse auf die Radieschenscheiben geben und das Brot mit den Schnittlauchröllchen und Paprikapulver bestreuen.

WOHLFÜHLTIPP

Bleiben Sie realistisch! Eine Figur anzustreben, die man von Natur aus nicht haben kann, bringt nur Frust. Kleine Schritte, die man wirklich schafft, sind eine viel bessere Motivation fürs Weitermachen.

Abendessen

Pellkartoffeln mit Tsatsiki

■ Kohlenhydratgericht
Für 1 Portion
Zubereitungszeit: ca. 30 Min.
ca. 300 kcal

250 g Kartoffeln
125 g Quark, 20 % Fett
2 EL Mineralwasser
1 Knoblauchzehe
Kräutersalz
1/2 Salatgurke
1/2 Dillzweig

1. Die Kartoffeln nur gründlich waschen und 18 bis 20 Minuten garen.

2. Für den Tsatsiki Quark und Mineralwasser verrühren. Den Knoblauch schälen und durch eine Presse dazudrücken.

3. Dann 75 g der Salatgurke schälen, auf einer Rohkostreibe raspeln und zum Quark geben. Alles mit Kräutersalz abschmecken.

4. Die restliche Salatgurke schälen und in 1 cm breite Scheiben schneiden. Die Pellkartoffeln zusammen mit dem Tsatsiki und den Gurkenscheiben servieren. Mit dem Dill garnieren.

9. Tag

Frühstück

Grapefruitmüsli

■ Eiweißgericht
Für 1 Portion
Zubereitungszeit: ca. 10 Min.
ca. 340 kcal

2 EL gehackte Mandeln
1 Grapefruit
150 g Joghurt, 3,5 % Fett
1 EL Frutilose

1. Die Mandeln kurz in einer beschichteten Pfanne ohne Fettzugabe anrösten und abkühlen lassen.

2. Inzwischen die Grapefruit schälen, in Spalten teilen und diese gegebenenfalls von zu starken Trennhäuten sorgfältig befreien. Die Grapefruitfilets in eine kleine Schüssel geben.

3. Den Joghurt mit der Frutilose cremig verrühren und alles über die Grapefruitfilets geben. Das Müsli abschließend mit gerösteten Mandeln bestreut servieren.

Zwischenmahlzeit vormittags

Hüttenkäse mit Obst

■ Eiweißgericht
Für 1 Portion
Zubereitungszeit: ca. 10 Min.
ca. 175 kcal

150 g Früchte der Saison
100 g Hüttenkäse

1. Die Früchte säubern und in mundgerechte Stücke schneiden.

2. Das Obst mit dem Hüttenkäse zusammen servieren.

FITNESSTIPP

Schwimmen, Rad fahren, Joggen, Walking oder Gymnastik sind beim Abnehmen ein besseres Begleitprogramm als schweißtreibende Stunden im Fitnessstudio. Optimal ist eine halbe Stunde Bewegung am Tag. Dabei kommt der Fettstoffwechsel am besten in Schwung.

Mittagessen

Paprikagemüse mit Rinderhackfleisch

■ Eiweißgericht
Für 1 Portion
Zubereitungszeit: ca. 15 Min.
ca. 360 kcal

100 g Rinderhackfleisch
250 g Paprikaschoten (grün, gelb oder rot)
2 reife Tomaten
$1/4$ TL Kräuter der Provence
$1/4$ TL Oregano
$1/4$ TL getrockneter Majoran
$1/4$ TL Liebstöckel
1 EL süße Sahne, 30 % Fett

1. Das Hack bei mäßiger Hitze ohne Fett anbraten.

2. Paprikaschoten waschen, halbieren, entkernen und in kleine Stücke schneiden. Tomaten waschen, Stielansatz wegschneiden und würfeln. Beides zum Hack geben und mitdünsten.

3. Anschließend das Gemüse mit oben angegebenen Kräutern würzen und mit der Sahne verfeinern.

Zwischenmahlzeit nachmittags

Griechischer Joghurtmix

■ Neutrales Gericht
Für 1 Portion
Zubereitungszeit: ca. 5 Min.
ca. 100 kcal

Für den Drink:
150 g griechischer Joghurt
4–5 Sauerampferblätter
2–3 Blätter Zitronenmelisse
1 Msp. Meersalz

Zum Bestreuen:
1 TL frisch gehackte Sauerampferblätter

1. Den Joghurt mit den frischen Blättern, dem Meersalz und 80 ml Eiswasser im Mixer oder mit dem Schneidstab kräftig pürieren.

2. Anschließend in ein hohes Glas füllen und mit den gehackten Sauerampferblättchen bestreuen.

Abendessen

Möhren-Kartoffel-Eintopf

■ Kohlenhydratgericht
Für 1 Portion
Zubereitungszeit: ca. 30 Min.
ca. 210 kcal

300 g geschälte Möhren
100 g geschälte Kartoffeln
1/2 EL vegetarische Gemüsebrühe
  (Instantpulver)
1/4 TL Frutilose
1 TL Butter
1–2 EL gehackte Petersilie

1. Die Möhren je nach Größe der Länge nach vierteln und in Würfel schneiden. 1/8 l Wasser zum Kochen bringen, die Möhrenwürfel hineingeben und im geschlossenen Topf bei mäßiger Hitzezufuhr etwa 5 Minuten lang vorgaren.

2. In der Zwischenzeit die Kartoffeln in kleine Würfel schneiden und zu den Möhren geben. Alles 12 bis 15 Minuten köcheln lassen.

3. Nun die Instantbrühe, die Frutilose und die Butter hinzufügen und den Eintopf mit Petersilie bestreuen.

GESUNDHEITSTIPP

Normalerweise hat man nach dem Sport zunächst keinen Hunger. Denn bei körperlicher Aktivität wird das Hormon Endorphin ausgeschüttet, das u. a. wie ein Appetitzügler wirkt. Der Körper ist in dieser Phase anderweitig beschäftigt, er muss zum Beispiel die stärkere Durchblutung regeln. Trotzdem sollte man jetzt etwas Sättigendes essen, zum Beispiel ein Vollkorn-Sandwich. Das beugt Heißhunger vor, der ein, zwei Stunden nach dem Sport unweigerlich aufkommt – genau dann nämlich, wenn der Blutzuckerspiegel wieder sinkt.

Weitere Rezepte
für die schlanke Linie

Auf den folgenden Seiten finden Sie eine Vielzahl von Rezepten für den ganzen Tag. Es sind leichte Rezepte mit wenig Kalorien, deshalb sind sie ideal geeignet, um nach der 9-Tages-Diät weiter abzunehmen oder zumindest das Gewicht zu stabilisieren. Sie können sich daraus auch selbst einen Plan (z. B. für eine Woche oder für zehn bzw. 14 Tage) zusammenstellen und wie bei der bereits vorgestellten 9-Tages-Diät „nach Programm" essen. Schreiben Sie sich hierfür auch eine Einkaufsliste, damit Sie alle Zutaten im Haus haben. Selbst wenn Sie nun nicht mehr streng nach Programm essen möchten oder eine genaue Planung über mehrere Tage nicht möglich ist, sollten Sie die Rezeptvorschläge beherzigen: Legen Sie ab und zu einen Trennkost-Tag oder ein Trennkost-Wochenende ein und ersetzen Sie eine „normale" Mahlzeit öfter einmal durch eines dieser Trennkost-Rezepte. Sie können sich aus dem Rezeptfundus auch ein komplettes Menü zusammenstellen, das auch Ihren Gästen schmecken wird. Denken Sie auch daran, dass ein Entschlackungstag Ihr Gewicht wieder ins Lot bringen kann. Wählen Sie solche Entschlackungstage nach der Saison, dann haben Sie auch hier immer Abwechslung: Im Sommer bieten sich Obst- und Gemüsetage, im Winter Kartoffel- und Reistage an. Die nötige Flüssigkeit liefern Kräutertees und Mineralwasser.

Frühstück und Zwischenmahlzeiten

Süße Knäckebrote

■ Kohlenhydratgericht
Für 1 Portion
Zubereitungszeit: ca. 10 Min.
ca. 265 kcal

3 Scheiben Vollkornknäckebrot
3 TL Doppelrahmfrischkäse
1 TL flüssiger Honig
1 Banane

1. Die Knäckebrote mit dem Frischkäse bestreichen und mit dem Honig beträufeln.

2. Die Banane in Scheiben schneiden und zu den Broten essen.

WOHLFÜHLTIPP ■

Wer sich ständig durch zu hohe Anforderungen bei der Gewichtsabnahme unter Stress setzt, blockiert den Stoffwechsel. Unbewusst werden so die benötigten Energien zur Fettverbrennung für die Stressbewältigung genutzt. Wer abnehmen will, sollte deshalb täglich für mehr Spaß und Freude sorgen. Darum: Lachen Sie sich schlank. Lachen aktiviert die Durchblutung und hilft so bei der Entschlackung.

Käsebrötchen

■ Kohlenhydratgericht
Für 1 Portion
Zubereitungszeit: ca. 5 Min.
ca. 250 kcal

1 Vollkornbrötchen
1 TL Butter
30 g Camembert, 60 % Fett
1 kleiner Bund Schnittlauch

1. Das Brötchen mit Butter bestreichen und mit Käse belegen.

2. Den Schnittlauch schneiden und darauf verteilen.

Winzerfrühstück

■ Eiweißgericht
Zubereitungszeit: ca. 10 Min.
ca. 210 kcal
Zutaten für 1 Portion

150 g Weintrauben
100 g Hüttenkäse

1. Die Weintrauben waschen, dann halbieren und eventuell die Kerne entfernen.

2. Den Hüttenkäse in ein Schälchen geben und die Weintrauben darunter heben.

Kräuterrühreier

■ Eiweißgericht
Für 1 Portion
Zubereitungszeit: ca. 5 Min.
ca. 260 kcal

1/2 kleine Zwiebel
1 EL Butter
2 Eier (Gewichtsklasse M)
Salz
2 EL Milch (20 g)
3 EL fein gewiegte Kräuter
(Petersilie, Kerbel, Schnittlauch)

1. Die Zwiebelhälfte abziehen und fein würfeln.

2. In einer beschichteten Pfanne die Butter erhitzen und die Zwiebelwürfel darin glasig dünsten.

3. Die Eier in ein Rührgefäß schlagen, mit einem Schneebesen gut verquirlen, Salz und Milch unterrühren und das Ganze in die Pfanne gießen.

4. Die Kräuter darüber streuen, die Eimasse bei milder Hitze stocken lassen, etwas zusammenschieben, wenden und fertig backen.

Apfelkompott

■ Kohlenhydratgericht
Für 1 Portion
Zubereitungszeit: ca. 30 Min.
ca. 340 kcal

4–5 mürbe Äpfel (500 g küchenfertig)
150 ml Wasser
1/2 TL gemahlener Zimt
2 EL Frutilose

1. Die Äpfel vierteln, schälen und die Kerngehäuse entfernen. Die Apfelstücke zusammen mit 150 ml Wasser in einen Topf geben. Den Zimt hinzufügen und alles etwa 10 Minuten köcheln lassen.

2. Die Apfelstücke aus dem Topf nehmen, etwas abkühlen lassen und mit der Frutilose leicht süßen.

GESUNDHEITSTIPP

Wie der Tag sich weiter entwickelt, hängt auch vom Frühstück ab. Ein kerniges Power-Müsli weckt die Lebensgeister, macht lange satt und sorgt für einen ausgeglichenen Blutzuckerspiegel.

Hafervollkornmüsli mit Aprikosen

■ Kohlenhydratgericht
Für 1 Portion
Quellzeit: über Nacht
Zubereitungszeit: ca. 10 Min.
ca. 490 kcal

3 ungeschwefelte Trockenaprikosen
50 g Haferkörner
125 g Buttermilch
2 TL flüssiger Honig
2 EL Sonnenblumenkerne

1. Die Aprikosen in wenig Wasser über Nacht quellen lassen, danach aus dem Wasser nehmen und beiseite stellen. Das Quellwasser aufheben.

2. Falls Sie ganze Haferkörner nehmen, diese in einem Flocker zu Flocken quetschen. Die Haferflocken in eine Schüssel geben und mit der Buttermilch und Aprikosenwasser verrühren.

3. Die eingeweichten Aprikosen in kleine Würfel schneiden, in das Müsli geben und alles mit dem Honig süßen.

4. Abschließend die Sonnenblumenkerne in einer beschichteten Pfanne ohne Fettzugabe kurz anrösten und dekorativ über das Müsli streuen.

Zimtjoghurt mit Früchten

■ Kohlenhydratgericht
Für 1 Portion
Zubereitungszeit: ca. 10 Min.
ca. 290 kcal

150 g Joghurt, 3,5 % Fett
1 TL Honig
1 mürber Apfel
1 Banane
Zimtpulver
4 EL Müslimischung

1. Den Joghurt mit dem Honig glatt rühren.

2. Den Apfel waschen, vierteln, entkernen und in kleine Stücke schneiden. Die Banane schälen und ebenfalls klein schneiden.

3. Das Obst zusammen mit etwas Zimt unter den Joghurt heben. Diesen mit der Müslimischung bestreuen.

Getoastetes Bananenbrot

■ Kohlenhydratgericht
Für 1 Portion
Zubereitungszeit: ca. 10 Min.
ca. 290 kcal

1 Scheibe Vollkornbrot
1 TL Butter
80 g Hüttenkäse
1/2 Banane

1. Das Brot im Toaster kurz anrösten und dünn mit der Butter bestreichen.

2. Den Hüttenkäse gleichmäßig auf das Butterbrot streichen.

3. Die Banane schälen und in dünne Scheiben schneiden. Die Bananenscheiben auf das Hüttenkäsebrot legen.

VARIATION

Wenn Ihnen dieses Gericht zu mild im Geschmack ist, verleihen Sie ihm eine fernöstliche Note: Bestreuen Sie das fertige Bananenbrot mit Currypulver.

Bunter Obstsalat mit Frischkäsesauce

■ Eiweißgericht
Für 1 Portion
Zubereitungszeit: ca. 10 Min.
ca. 210 kcal

Für den Obstsalat:
1/8 Netzmelone
1/2 Birne
100 g Erdbeeren

Für die Sauce:
1 EL Doppelrahmfrischkäse
1 EL Joghurt, 3,5 % Fett
etwas abgeriebene Schale einer
*   unbehandelten Orange*
1 TL Ahornsirup

1. Die Melonenspalte schälen und das Fruchtfleisch würfeln. Die Birne schälen, vierteln, das Kerngehäuse entfernen und die Stücke in kleine mundgerechte Scheiben schneiden.

2. Die Erdbeeren putzen und waschen. Sie dann halbieren oder vierteln. Das Obst in einer Schale mischen.

3. Den Frischkäse mit dem Joghurt, der Orangenschale und dem Ahornsirup glatt rühren und als Klecks auf den Obstsalat geben.

Vanillequark

■ Eiweißgericht
Für 1 Portion
Zubereitungszeit: ca. 10 Min.
ca. 230 kcal

2 Nektarinen oder Pfirsiche
5 EL Quark, 20 % Fett
einige Tropfen Zitronensaft
1 Msp. Vanillemark
1 EL gehackte Haselnüsse

1. Die Nektarinen oder die Pfirsiche waschen, halbieren, entsteinen und in Spalten schneiden. Einige davon für die Dekoration beiseite legen.

2. Das Obst mit dem Quark mischen und alles mit einem Schneidstab fein pürieren. Den Quark mit Zitronensaft und Vanillemark abschmecken.

3. Den Quark in ein Schälchen geben und mit den restlichen Obstspalten dekorieren. Die Nüsse darauf streuen.

Erdbeerkefir

■ Eiweißgericht
Für 1 Portion
Zubereitungszeit: ca. 10 Min.
ca. 225 kcal

100 g geputzte Erdbeeren
1 EL Frutilose
250 g kalter Kefir

1. Die Erdbeeren mit dem Schneidstab pürieren und das Püree mit der Frutilose süßen.

2. Den Kefir nach und nach hinzufügen und darunter mixen.

VARIATIONEN

Dieser fruchtige Kefir kann je nach Jahreszeit mit anderen Früchten, zum Beispiel mit Orangen, Heidelbeeren, Mango, Johannisbeeren, Brombeeren, zubereitet werden.

SCHLANKHEITSTIPP

Vitalisieren Sie Ihre Lebensgeister mit klangvoller Musik und bunten Farben. Stellen Sie sich deutlich vor, wie Sie jeden Tag ein Stückchen schlanker werden. Zählen Sie auf, was Sie bis jetzt alles schon erreicht haben und freuen Sie sich über diese Erfolge.

Kräuterquark mit Kürbiskernen

■ Kohlenhydratgericht
Für 1 Portion
Zubereitungszeit: ca. 10 Min.
ca. 330 kcal

100 g Quark, 20% Fett
3 EL Mineralwasser
etwas Meersalz
3 EL Kräuter (Sauerampfer,
Pimpinelle, Kerbel, Petersilie)
1 Scheibe Vollkornbrot
1 TL Butter
1 EL Kürbiskerne

1. Den Quark mit dem Mineralwasser glatt rühren, das Salz dazugeben und unter den Quark rühren.

2. Die Kräuter waschen, trockenschütteln und fein hacken. Die Kräuter unter den Quark mischen.

3. Das Brot mit der Butter bestreichen. Den Quark auf dem Brot verteilen und zum Schluss mit den Kürbiskernen bestreuen.

VARIATION

Bei der Verwendung von Kräuterquark sind Ihrer Fantasie keine Grenzen gesetzt. Verwenden Sie zur Abwechslung einmal Schnittlauch und Frühlingszwiebeln oder Basilikum und Knoblauch.

Käsesandwich

■ Kohlenhydratgericht
Für 1 Portion
Zubereitungszeit: ca. 5 Min.
ca. 400 kcal

2 Scheiben Vollkorntoastbrot
1 1/2 EL Frischkäse (60% Fett i. Tr.)
2 Blätter Kopfsalat
1 Fleischtomate
50 g Camembert oder anderer Weichkäse
(60% Fett i. Tr.)
1 EL Schnittlauchröllchen

1. Die Brotscheiben toasten und mit dem Frischkäse bestreichen.

2. Die Salatblätter verlesen, waschen und trockentupfen.

3. Die Tomate waschen, halbieren und den Stielansatz herausschneiden. Die Tomate in Scheiben schneiden und eine große Scheibe beiseite legen.

4. Den Camembert in Scheiben schneiden.

5. Eine Toastbrotscheibe mit 1 Salatblatt, der großen Tomatenscheibe und dem Käse belegen und alles mit dem Schnittlauch bestreuen. Dann das Sandwich mit dem zweiten Salatblatt und der zweiten Brotscheibe bedecken.

6. Die restlichen Tomatenscheiben zu dem Toast servieren.

Pikanter Knusperjoghurt

■ Kohlenhydratgericht
Für 1 Portion
Zubereitungszeit: ca. 10 Min.
ca. 360 kcal

2 Scheiben Vollkornknäckebrot
150 g Sahnejoghurt
1/2 TL Kräutersalz
3 EL fein gehackte, gemischte Kräuter
* (z. B. Kerbel und Petersilie)*
2 EL geschälte Kürbiskerne
2 EL Schnittlauchröllchen

1. Das Knäckebrot mehrmals durchbrechen. In eine Plastiktüte geben, diese verschließen und das Brot mit dem Nudelholz mittelfein zerdrücken.

2. Den Joghurt mit dem Kräutersalz verrühren und die gehackten Kräuter darunter mischen.

3. Die Knäckebrotbrösel in ein Schälchen geben und den Joghurt darauf gießen. Mit den Kürbiskernen und den Schnittlauchröllchen bestreuen.

Schlemmerknäcke

■ Kohlenhydratgericht
Für 1 Portion
Zubereitungszeit: ca. 10 Min.
ca. 170 kcal

2 Blätter Kopfsalat
3 Kirschtomaten
2 Scheiben Vollkornknäckebrot
1 EL Doppelrahmfrischkäse mit Kräutern
2 dünne Scheiben Rindersalami

1. Die Salatblätter waschen und trockentupfen. Die Tomaten waschen und halbieren.

2. Die Knäckebrotscheiben dünn mit etwas Frischkäse bestreichen und mit den Salatblättern belegen. Darauf je 1 Salamischeibe legen und den restlichen Frischkäse als Klecks darauf geben.

3. Die Brote mit den Tomatenhälften garnieren.

KÜCHENTIPP

Den Joghurt sollten Sie frisch verzehren, dann ist er noch besonders knusprig.

Quarkbrötchen mit Heidelbeeren

■ Kohlenhydratgericht
Für 1 Portion
Zubereitungszeit: ca. 5 Min.
ca. 200 kcal

50 g frische Heidelbeeren
(ersatzweise TK-Beeren)
2 EL Speisequark (20 % Fett i. Tr.)
etwas abgeriebene Schale einer
unbehandelten Zitrone
Zimt
2 TL Frutilose
(Obstdicksaft aus dem Reformhaus)
1 Vollkornbrötchen

1. Die Heidelbeeren waschen und abtropfen lassen. Den Quark mit der Zitronenschale, dem Zimt und der Frutilose verrühren.

2. Das Brötchen aufschneiden, beide Hälften mit dem Quark bestreichen und die Heidelbeeren darauf verteilen.

Champignon-Radieschen-Quark mit Kresse

■ Neutrales Gericht
Für 1 Portion
Zubereitungszeit: ca. 15 Min.
ca. 310 kcal

150 g Quark (20 % Fett i. Tr.)
2 EL Joghurt (3,5 % Fett i. Tr.)
etwas Meersalz
1/4 TL Rosenpaprika
3 Champignons
4 Radieschen
1/2 Kästchen Kresse
100 g Cocktailtomaten

1. Den Quark mit dem Joghurt in eine Schüssel geben und glatt rühren. Mit Meersalz und Rosenpaprika kräftig würzen.

2. Die Champignons trocken abreiben und putzen. Die Radieschen waschen und putzen. Beides in dünne Scheiben schneiden und unter den angerührten Quark heben.

3. Die Kresse kurz abspülen und mit einer Haushaltsschere oder einem Messer abschneiden. Den Quark auf 2 kleine Teller geben und die Kresse dekorativ daneben anrichten. Die Tomaten waschen, halbieren und neben der Kresse verteilen.

Apfelmüsli mit Zitronenmelisse und Zimt

■ Kohlenhydratgericht
Für 1 Portion
Zubereitungszeit: ca. 10 Min.
ca. 360 kcal

1/2 kleiner, mürber Apfel
1/2 Banane
1/2 TL abgeriebene Schale einer
  unbehandelten Zitrone
40 g Vollkornhaferflocken
1/2 gestr. TL Zimt
60 g Joghurt (3,5 % Fett)
50 g Buttermilch)
1 Zweig Zitronenmelisse
1 EL flüssiger Honig

1. Den Apfel waschen, vierteln, entkernen und fein würfeln.

2. Die Banane schälen, in 1/2 cm dicke Scheiben schneiden und diese zusammen mit den Apfelwürfeln und der Zitronenschale mischen.

3. Die Haferflocken in einen tiefen Teller geben. Die Fruchtstücke auf das Getreide legen. Den Joghurt und die Buttermilch in einer Schüssel verrühren und darauf gießen. Die Flocken kurz quellen lassen.

4. In der Zwischenzeit die gewaschene Melisse in feine Streifen schneiden. Das Müsli mit dem Honig süßen und mit den Melissestreifen garnieren.

Reisbrei mit Rosinen, Honig und Zimt

■ Kohlenhydratgericht
Für 1 Portion
Quellzeit: ca. 8 Std.
Zubereitungszeit: ca. 35 Min.
ca. 400 kcal

50 g Natur-Rundkornreis (roh)
80 g Sahnedickmilch oder
50 g Joghurt (3,5 % Fett)
mit 30 g saurer Sahne
2 TL Honig
2 EL ungeschwefelte Rosinen
1 TL Zimt

1. Den Reis in einem Topf mit kaltem Wasser bedecken und etwa 8 Stunden oder über Nacht quellen lassen.

2. Am nächsten Tag den Reis im Einweichwasser bei geringer Hitze im geschlossenen Topf etwa 25 Minuten kochen. Ihn nach Belieben abkühlen lassen.

3. Den Reis mit der Sahnedickmilch oder der Joghurtmischung verrühren. Ihn mit dem Honig süßen und die Rosinen darunter mischen. Den Reisbrei mit dem Zimt bestäuben.

71

Joghurt mit Nüssen, Birne und Kokosnuss

■ Eiweißgericht
Für 1 Portion
Zubereitungszeit: ca. 10 Min.
ca. 290 kcal

125 g Sahnejoghurt
1 kleine, reife Birne
1/2 TL Sesamsamen
1/2 EL Mandelblättchen
1/2 EL Kokosraspel

1. Den Joghurt in ein Schälchen geben.

2. Die Birne waschen, halbieren und das Kerngehäuse herausschneiden. Das Fruchtfleisch 1,5 cm groß würfeln. Anschließend auf dem Joghurt verteilen.

3. Sesamsamen, Mandelblättchen und Kokosraspel in einer Pfanne ohne Fett kurz anrösten. Die Mischung noch warm auf die Birnenwürfel geben.

TRENNKOSTTIPPS

■ Haferflocken zählen zu den Kohlenhydraten und sollten deshalb nicht mit Milch oder sauren Früchten kombiniert werden.
■ Besser und leichter verträglich sind gesäuerte Milchprodukte wie Kefir, Buttermilch, Trinksauermilch sowie getrocknete Früchte, Bananen, Datteln und Feigen.

Himbeer-Joghurt-Shake

■ Eiweißgericht
Für 1 Portion
Zubereitungszeit: ca. 5 Min.
ca. 210 kcal

100 g frische Himbeeren
  (ersatzweise TK-Beeren)
150 g Joghurt (3,5 % Fett)
1 EL Zitronensaft
1 EL Ahornsirup

1. Die Himbeeren waschen und mit dem Joghurt, dem Zitronensaft und dem Ahornsirup im Mixer oder mit dem Pürierstab einige Minuten schaumig quirlen.

2. Den Shake gekühlt in ein großes Glas füllen und servieren.

SCHÖNHEITSTIPP

Erschlaffte Haut und schlaffes Bindegewebe sind oftmals auf Siliziummangel zurückzuführen. Silizium (lateinisch silicea = Kieselsäure) ist für den menschlichen Organismus lebensnotwendig. Grundsätzlich enthalten alle Körperzellen Silizium, doch die höchste Konzentration befindet sich im Bindegewebe. Darum macht sich ein Mangel zuerst an der Haut bemerkbar. Sie erscheint welk, schlaff und verliert an Elastizität. Dieses sehr wichtige Spurenelement kommt besonders in Hirse, Hafer, Weizen und Kartoffeln vor.

Trockenobst-Nuss-Schnitten

■ Kohlenhydratgericht
Für 70 Stück
Zubereitungszeit: ca. 45 Min.
ca. 75 kcal

200 g ungeschwefelte Aprikosen
100 g ungeschwefelte Trockenpflaumen
200 g gehackte Mandeln oder Haselnüsse
100 g ungeschälte Sesamsamen
200 g kernige Haferflocken
100 g Butter
200 g flüssiger Honig
200 g süße Sahne
5 große, eckige Oblaten

1. Die Trockenfrüchte sehr klein würfeln oder durch den Fleischwolf drehen. Mit Mandeln oder Nüssen, Sesam und Haferflocken mischen. Den Ofen auf 175 °C vorheizen.

2. Die Butter in einem großen Topf schmelzen lassen, Honig und Sahne hinzufügen, alles kurz aufkochen lassen. Die Früchtemischung dazugeben und alles unter Rühren etwas einkochen lassen.

3. Ein Backblech (etwa 30 × 40 cm) mit Backpapier belegen und die Oblaten auf das Blech geben. Die Masse darauf verteilen.

4. Die Fruchtschnitten auf der mittleren Schiene etwa 1/4 Stunde backen, herausnehmen, auskühlen lassen und in 4 cm große Quadrate schneiden.

Knusperriegel

■ Kohlenhydratgericht
Für 10 Stück
Zubereitungszeit: ca. 30 Min.
ca. 120 kcal

3 getrocknete Feigen
2 1/2 EL Butter
75 g fester Honig
100 g Haferflocken
1 EL Kokosraspel
1 EL gehackte Mandeln
1 Stück Backtrennpapier

1. Den Ofen auf 150 °C vorheizen. Die Feigen in klein würfeln.

2. Die Butter und den Honig in einer Pfanne unter Rühren schmelzen. Haferflocken, Kokosraspel und Mandeln dazugeben, unter Rühren anrösten.

3. Die Feigen unter die Masse rühren. Ein Blech mit Backtrennpapier auslegen, die Masse etwa 20 × 20 cm groß darauf streichen, leicht flach drücken und auf mittlerer Schiene etwa 15 Minuten backen.

4. Das Gebäck anschließend etwa 30 Minuten mit dem Backpapier auf einem Rost abkühlen lassen. Es dann mit einem scharfen Messer in 10 Riegel schneiden. Das Backpapier entfernen und die Riegel auf dem Rost abkühlen und nachhärten lassen.

5. Die Riegel in eine gut verschließbare Dose verpacken. Zwischen die Lagen Butterbrotpapier legen.

Saftiger Heidelbeerkuchen

■ Kohlenhydratgericht
Für 12 Stücke
Zubereitungszeit: ca. 1 Std.
Ruhezeit: ca. 30 Min.
ca. 250 kcal

Für den Teig:

250 g feines Dinkel- oder
   Weizenvollkornmehl
2 gehäufte TL Weinsteinbackpulver
2 EL flüssiger Honig
1/2 TL Meersalz
1 Eigelb
1 EL abgeriebene Schale einer
   unbehandelten Zitrone
100 g Buttermilch
60 g kalte Butter
etwas Butter für die Form
2 EL Vollkornsemmelbrösel

Für den Belag:

500 g Heidelbeeren
   (frisch oder TK)
350 g Sahnedickmilch
200 g saure Sahne
50 g Sahne
1 Päckchen Vanillepuddingpulver ohne
   Farbstoff
1 EL abgeriebene Schale einer
   unbehandelten Zitrone
50 ml Ahornsirup
1 Döschen Safranpulver

1. Das Mehl mit dem Backpulver mischen. Dann Honig, Salz, Eigelb, Zitronenschale, Buttermilch und die in kleine Stücke geschnittene Butter dazugeben. Alles rasch zu einem glatten Teig verkneten.

2. Die Springform (26 cm ∅) mit Butter ausfetten. Den Teig auf einer bemehlten Arbeitsfläche ausrollen, in die Form legen und einen 3 cm hohen Rand formen.

3. Den Teig mit einer Gabel mehrmals einstechen und etwa 1/2 Stunde im Kühlschrank ruhen lassen.

4. In der Zwischenzeit die frischen Beeren verlesen, waschen und gut abtropfen lassen (TK-Ware auftauen lassen). Den gekühlten Teig mit den Semmelbröseln bestreuen und die Heidelbeeren darauf verteilen. Den Backofen auf 175 °C vorheizen.

5. Die Sahnedickmilch mit saurer und süßer Sahne, Puddingpulver, Zitronenschale, Ahornsirup und Safran gut verrühren. Auf den Beeren glatt streichen.

6. Den Kuchen im Backofen auf der mittleren Schiene etwa 1/2 Stunde backen. Dann den Kuchen auskühlen lassen und aus der Form nehmen.

KÜCHENTIPP ■

Den Heidelbeerkuchen sollten Sie nach dem Abkühlen frisch verzehren. Dann schmeckt er am besten.

Apfel-Nuss-Kuchen

■ Kohlenhydratgericht
Für 12 Stücke
Zubereitungszeit: ca. 1 Std.
ca. 290 kcal

3 Eigelb
1/8 l kaltgepresstes Sonnenblumenöl
250 g flüssiger Honig
1 TL gemahlene Vanille
1/2 TL Meersalz
1 TL Zimt
125 g feines Dinkelvollkornmehl
1/2 TL Kaisernatron
3 mürbe Äpfel
100 g gehackte Mandeln
1 TL Butter für die Form
2 EL Kokosraspel

1. Die Eigelbe mit dem Öl und dem Honig cremig rühren. Dann Vanille, Salz und Zimt darunter rühren.

2. Das Mehl mit dem Natron mischen und unter die Eicreme ziehen. Den Backofen auf 160 °C vorheizen.

3. Die Äpfel waschen und fein raspeln. Mit den Mandeln unter den Teig heben.

4. Eine Springform (26 cm ∅) mit der Butter ausfetten, den Teig hineingeben und glatt streichen.

5. Auf der mittleren Schiene 35 bis 40 Minuten backen. Den Kuchen dann herausnehmen, auskühlen lassen und aus der Form lösen. Mit den Kokosraspeln bestreuen.

Mandel-Möhren-Törtchen

■ Kohlenhydratgericht
Für 12 Stücke
Zubereitungszeit: ca. 1 Std.
ca. 150 kcal

1 mittelgroße Möhre (ca. 125 g)
2 frische Eier
4 EL Frutilose
(Obstdicksaft aus dem Reformhaus)
etwas abgeriebene Zitronenschale
200 g geriebene Mandeln
1 Prise Meersalz
12 kleine Papierbackförmchen

1. Den Backofen auf 150 °C vorheizen. Die Möhren waschen, putzen und fein reiben. Die Eier trennen.

2. Das Eigelb zusammen mit der Frutilose und der Zitronenschale mit dem elektrischen Handrührgerät oder mit dem Schneebesen der Küchenmaschine in etwa 5 Minuten sehr schaumig rühren.

3. Die Möhren und die Mandeln zu der Masse geben und unterrühren. Das Eiweiß mit dem Salz zu steifem Schnee schlagen und vorsichtig unter den Teig heben.

4. Den Teig mit einem Löffel in 12 Papierbackförmchen geben und im Backofen auf der mittleren Schiene 35 bis 40 Minuten backen. Der Teig muss nach dem Backen leicht feucht sein.

75

Suppen und Salate

Klare Brühe mit Einlage

■ Neutrales Gericht
Für 1 Portion
Zubereitungszeit: ca. 30 Min.
ca. 230 kcal

1 Bund Suppengrün
1 Tomate
1 kleine Zwiebel
1 TL Butter
1 Knoblauchzehe
400 ml vegetarische Gemüsebrühe
* (Instantpulver)*
1 frisches Eigelb
1 TL fein gehackter Liebstöckel

1. Das Suppengrün putzen, waschen und in Würfel schneiden. Die Tomate waschen, halbieren und den Stielansatz entfernen.

2. Die Zwiebel schälen, klein würfeln und in der Butter leicht braun anrösten. Die Gemüsewürfel und die Tomatenhälften sowie die geschälte Knoblauchzehe hinzufügen und mit der Brühe auffüllen.

3. Die Suppe etwa 20 Minuten köcheln lassen. Dann alles durch ein Passiersieb geben.

4. Diese klare Brühe nochmals kurz erhitzen, von der Kochstelle nehmen und das Eigelb hineingleiten lassen. Vor dem Servieren die Suppe mit dem fein gehackten Liebstöckel bestreuen.

SCHÖNHEITSTIPP

Gegen Halsfalten tränken Sie ein Zellstofftuch mit warmen Olivenöl und legen es auf Hals und Dekolleté. Mit Frischhaltefolie abdecken und eine feuchtheiße Kompresse darauf legen. Mit einem Handtuch die Wärme halten und mindestens eine halbe Stunde einwirken lassen. Anschließend das Öl ohne Seife, nur mit warmem Wasser abwaschen.

Gemüsecremesuppe

■ Neutrales Gericht
Für 1 Portion
Zubereitungszeit: ca. 30 Min.
ca. 380 kcal

1 große Stange Lauch
2 TL Butter
1 Möhre
1 kleines Stück Sellerie
200 g Kartoffeln
1/2 l vegetarische Gemüsebrühe
  (Instantpulver)
1/2 TL geriebene Muskatnuss
2 EL süße Sahne

1. Den Lauch putzen, waschen, in feine Ringe schneiden und in der Butter glasig dünsten.

2. Die Möhre, den Sellerie und die Kartoffeln schälen, jeweils in kleine Würfel schneiden und zum Lauch geben.

3. Nun die Gemüsebrühe unter Rühren dazugießen und alles bei geringer Hitzezufuhr 15 bis 18 Minuten köcheln lassen.

4. Anschließend die Suppe mit dem Schneidstab pürieren, mit der Muskatnuss würzen und mit der Sahne verfeinern.

Möhrensuppe

■ Neutrales Gericht
Für 1 Portion
Zubereitungszeit: ca. 35 Min.
ca. 90 kcal

1/2 kleine Zwiebel
125 g Möhren
1 TL Butter
1/4 l vegetarische Gemüsebrühe
  (Instantpulver)
1 EL gehackte Petersilie

1. Die Zwiebel schälen und fein hacken. Die Möhren putzen, waschen, schälen und in dünne Scheiben schneiden.

2. Die Zwiebel in der Butter glasig dünsten. Die Möhrenscheiben mitdünsten.

3. Die Gemüsebrühe angießen und alles 15 Minuten köcheln lassen. Die Suppe mit der Petersilie bestreuen.

Kalte Tomaten-Gemüse-Suppe

■ Neutrales Gericht
Für 1 Portion
Zubereitungszeit: ca. 35 Min.
ca. 120 kcal

300 g reife Tomaten
50 ml vegetarische Gemüsebrühe
(Instantpulver)
1 Stück Salatgurke (ca. 5 cm)
1/4 rote Paprikaschote
1/4 grüne Paprikaschote
1/4 gelbe Paprikaschote
1/2 Schalotte
1/2 Knoblauchzehe
1/4 Bund Schnittlauch
1 Zweig Basilikum
1/2 EL Chiliöl
etwas Meersalz

1. Die Tomaten waschen und die Stielansätze keilförmig herausschneiden. Die Haut über Kreuz einritzen und die Tomaten für etwa 10 Sekunden in kochendes Wasser geben. Danach herausnehmen, kalt abschrecken und enthäuten.

2. Das Fruchtfleisch etwa 1 cm groß würfeln. Zusammen mit der Brühe im Mixer oder mit dem Schneidstab pürieren. Die Flüssigkeit in eine Schüssel oder einen Topf geben.

3. Die Gurke und die Paprikaschoten waschen. Die Kerne der Paprikaschoten entfernen und das Fruchtfleisch zusammen mit der Gurke fein würfeln. Beides zu den Tomaten und der Brühe geben.

4. Die Schalotte und den Knoblauch schälen. Den Knoblauch zu dem Gemüse pressen. Die Schalotte in sehr feine Würfel schneiden und diese ebenfalls in die Suppe geben.

5. Die Kräuter waschen, trockentupfen und die Basilikumblätter abzupfen. Einige zur Seite legen und den Rest zusammen mit dem Schnittlauch sehr fein schneiden.

6. Das Gazpacho mit den Kräutern, Chiliöl sowie Meersalz kräftig würzen. In einen tiefen Teller geben und mit den Basilikumblättern garnieren.

GESUNDHEITSTIPP

Basilikum, mit dem feinen würzigen Aroma, wird nicht nur zum Würzen verschiedener Speisen verwendet, sondern hat auch in der Naturmedizin seinen festen Platz. Besonders heilkräftigend soll es bei Nervenschwäche wirken. Auch bei Husten und Heiserkeit sollte Basilikum eingesetzt werden.

Tomatencremesuppe

■ Eiweißgericht
Für 1 Portion
Zubereitungszeit: ca. 30 Min.
ca. 112 kcal

400 g Tomaten
1 Knoblauchzehe
1/8 l Wasser
1/2 TL vegetarische Gemüsebrühe
  (Instantpulver)
1/4 TL Kräuter der Provence
1/4 TL Oregano
2 EL Sahnedickmilch
1–2 ml pflanzl. Bindemittel
1 EL fein gehackte Petersilie

1. Die Tomaten waschen, vierteln und zusammen mit der Knoblauchzehe und dem Wasser 10 bis 15 Minuten dünsten. Anschließend durch ein Sieb streichen.

2. Mit der vegetarischen Gemüsebrühe, Kräutern der Provence und dem Oregano würzen.

3. Die Sahnedickmilch mit dem Schneebesen unterrühren und mit dem Bindemittel binden.

4. Zum Schluss die fein gehackte Petersilie darüber streuen und heiß servieren.

Brokkolicremesuppe

■ Neutrales Gericht
Für 1 Portion
Zubereitungszeit: ca. 25 Min.
ca. 115 kcal

250 g Brokkoli
400 ml vegetarische Gemüsebrühe
  (Instantpulver)
3 EL Sahne

1. Brokkoli putzen, kurz waschen und dann in kleine Röschen zerteilen. Die Stiele abschneiden, schälen und in kleinere Stücke schneiden.

2. Das Gemüse in einen Topf geben und die Gemüsebrühe angießen. Alles bei nicht zu starker Hitze 15 bis 18 Minuten köcheln lassen.

3. Anschließend die Suppe fein pürieren und mit der Sahne verfeinern.

GESUNDHEITSTIPP ■

Trinken Sie morgens, mittags und abends, 15 Minuten vor jeder Mahlzeit, 2 Teelöffel Apfelessig in einem Glas Wasser verrührt. Schmeckt er Ihnen zu säuerlich, können Sie das Getränk mit 1 Teelöffel Honig süßen. Trinken Sie zusätzlich mindestens 1 l Mineralwasser.

Kalte Gurkensuppe

■ Neutrales Gericht
Für 1 Portion
Zubereitungszeit: ca. 15 Min.
ca. 200 kcal

125 g Salatgurke
1/2 TL Meersalz
250 g Joghurt, 3,5 % Fett
1 Knoblauchzehe (nach Belieben)
1/2 Bund Dill

1. Die Gurke grob raspeln und mit dem Salz leicht würzen.

2. Den Joghurt mit dem Schneebesen glatt rühren und die Gurkenraspel hinzufügen. Nach Belieben die Knoblauchzehe durch eine Presse dazudrücken.

3. Den Dill waschen, fein hacken und abschließend zur Gurkensuppe geben.

KÜCHENTIPP

Dazu schmeckt ein Vollkornbrötchen. Dann gehört dieses Gericht in die Kohlenhydratgruppe.

Blumenkohlsuppe

■ Neutrales Gericht
Für 1 Portion
Zubereitungszeit: ca. 25 Min.
ca. 150 kcal

1/2 Blumenkohl (ca. 200 g küchenfertig)
2 TL vegetarische Gemüsebrühe
  (Instantpulver)
2 EL süße Sahne
1 Bund Petersilie

1. Den Blumenkohl putzen, waschen und in kleine Röschen teilen.

2. Den Blumenkohl mit etwa 1/2 Liter Wasser aufkochen, mit der Instantbrühe würzen und etwa 15 Minuten köcheln lassen.

3. Die Suppe mit dem Mixstab pürieren und mit der Sahne verfeinern.

4. Die Petersilie fein hacken und vor dem Servieren über die Suppe streuen.

KÜCHENTIPP

Kochen Sie einen ganzen Blumenkohl. Verdoppeln Sie dazu die Menge von Wasser und Instantbrühe. Nehmen Sie die Hälfte des Gemüses vor dem Pürieren aus dem Topf und bereiten Sie daraus nach dem Abkühlen einen Salat.

Gebundene Möhrensuppe

■ Kohlenhydratgericht
Für 1 Portion
Zubereitungszeit: ca. 35 Min.
ca. 210 kcal

150 g Möhren
1/2 Zwiebel
1 EL Butter
1 EL feines Weizenschrot
1/4 l vegetarische Gemüsebrühe
  (Instantpulver)
1 EL Sahne
2 EL gehackte Petersilie

1. Die Möhren putzen, waschen und in kleine Würfel schneiden. Die Zwiebel schälen und fein würfeln.

2. Die Butter in einem Topf schmelzen lassen. Nun Möhren- und Zwiebelwürfel darin leicht andünsten.

3. Das Schrot darüber stäuben und kurz anschwitzen lassen. Alles mit der Gemüsebrühe unter Rühren ablöschen und mit der Sahne verfeinern. Die Suppe zugedeckt 12 bis 15 Minuten köcheln.

4. Zuletzt die Suppe mit dem Schneidstab fein pürieren und mit der gehackten Petersilie bestreuen.

VARIATION

Die Suppe schmeckt auch sehr gut, wenn sie nicht püriert wird.

Kürbiscremesuppe

■ Neutrales Gericht
Für 1 Portion
Zubereitungszeit: ca. 35 Min.
ca. 220 kcal

350 g Kürbis
1 kleine Möhre, 1/4 Sellerieknolle
1/2 Zwiebel
1 EL vegetarische Gemüsebrühe
  (Instant)
2 EL Zitronensaft
1 Msp. Cayennepfeffer
1 Msp. Zimt, etwas Kräutersalz
1 EL saure Sahne
1 EL Schnittlauchröllchen
1/2 EL Kürbiskerne

1. Den Kürbis schälen, entkernen und in Würfel schneiden. Die Möhre und den Sellerie waschen, schälen und in kleine Würfel schneiden. Die Zwiebel schälen und würfeln.

2. Das Öl erhitzen und die Zwiebel darin glasig dünsten. Die Kürbis-, Möhren- und Selleriewürfel dazugeben und alles einige Minuten andünsten. Die Brühe dazugießen, alles aufkochen lassen und etwa 15 Minuten zugedeckt bei kleiner Hitze kochen.

3. Die Suppe pürieren und mit Zitronensaft, Cayennepfeffer, Zimt und Kräutersalz abschmecken.

4. Zum Anrichten jeweils 1 Esslöffel glatt gerührte saure Sahne auf die Suppe geben und sie mit Schnittlauch und Kürbiskernen bestreuen.

81

Kalte Rote-Bete-Suppe mit Knoblauchcrostini

■ Kohlenhydratgericht
Für 1 Portion
Zubereitungszeit: ca. 45 Min.
ca. 370 kcal

1 Kartoffel (ca. 50 g)

1 Rote Bete (ca. 75 g)

etwas Meersalz

*75 ml kalte vegetarische Gemüsebrühe
(Instantpulver)*

75 ml kaltes Pils

*1/2 TL abgeriebene Schale einer
unbehandelten Zitrone*

1/2 TL Frutilose

1 Msp. Pimentpulver

2 Scheiben Vollkornbaguette

1 Knoblauchzehe

1 Zweig Dill

1 EL saure Sahne

1. Die Kartoffel und die Rote Bete gründlich waschen und in einen Topf geben. Sie zu 2/3 mit leicht gesalzenem Wasser bedecken, alles einmal aufkochen und danach im geschlossenen Topf etwa 25 Minuten köcheln lassen.

2. Die Kartoffel und das Gemüse abschütten und kurz ausdämpfen lassen. Die Haut der Roten Bete unter fließendem Wasser mit den Händen abdrücken. Die Kartoffel pellen. Beides grob würfeln und 2 Esslöffel davon beiseite stellen.

3. Die Gemüsebrühe zusammen mit Bier, Zitronenschale und Frutilose in einen Topf oder eine hohe Schüssel geben. Die Kartoffel- und die Rote-Bete-Stücke darin mit dem Schneidstab pürieren.

4. Die Suppe mit Salz und Piment würzen und kurz kühl stellen.

5. In der Zwischenzeit den Ofen oder den Grill vorheizen und das Brot darin toasten.

6. Die Knoblauchzehe schälen. Die getoasteten Brote damit abreiben. Die beiseite gelegten Kartoffel- und Rote-Bete-Stücke in einem tiefen Teller verteilen, die Suppe darauf geben und mit der Sahne verfeinern. Mit den Crostini servieren.

KÜCHENTIPP

Sie können in diese Suppe zusätzlich einen in dünne Streifen geschnittenen Matjeshering geben. Er passt gut zu Kartoffeln und Roten Beten und gehört zur neutralen Gruppe.

Kalte italienische Sommersuppe

■ Neutrales Gericht
Für 1 Portion
Zubereitungszeit: ca. 20 Min.
Kühlzeit: ca. 15 Min.
ca. 170 kcal

1/2 kleine Salatgurke
1 kleiner Zucchino
1 Frühlingszwiebel
1 Knoblauchzehe
1 EL kaltgepresstes Olivenöl
150 ml vegetarische Gemüsebrühe
  (Instantpulver)
25 g saure Sahne
2 EL frisch gehackte Kräuter
  (z. B. Dill, Petersilie, Kerbel)

1. Gurke schälen, längs vierteln und Kerne herausschaben. Zucchino waschen. Gurke und Zucchino in grobe Stücke schneiden.

2. Die Frühlingszwiebeln putzen, waschen und in Ringe schneiden. Den Knoblauch klein hacken.

3. Das Öl in einem Topf erhitzen, die Zwiebelringe und den Knoblauch darin glasig dünsten. Die Gurken- und Zucchiniwürfel dazugeben, kurz schmoren und alles mit der Brühe ablöschen. Das Ganze zugedeckt etwa 10 Minuten köcheln lassen.

4. Alles fein pürieren. Die Suppe abkühlen lassen, dann die saure Sahne unterziehen. Mit den gehackten Kräutern bestreuen.

Knoblauch-Champignon-Suppe

■ Kohlenhydratgericht
Für 1 Portion
Zubereitungszeit: ca. 25 Min.
ca. 190 kcal

1 Knoblauchzehe
100 g Champignons
1 EL kaltgepresstes Olivenöl
1 EL Semmelbrösel
1 EL gehackte Petersilie
1/4 l vegetarische Gemüsebrühe
  (Instantpulver)
etwas Kräutersalz
1/2 EL Sherry

1. Die Champignons mit Küchenkrepp abreiben, die Stiele und eventuell braune Stellen abschneiden. Die Hälfte der Champignons und den Knoblauch fein würfeln. Die restlichen Pilze in dünne Scheiben schneiden.

2. In einem Topf 1 Esslöffel Öl erhitzen. Den Knoblauch und die Pilze darin unter Rühren andünsten. 1 Esslöffel Öl in einem zweiten Topf erhitzen und die Semmelbrösel darin hellbraun anrösten.

3. Semmelbrösel und gehackte Petersilie zu den Pilzen geben und kurz mitbraten. Mit der Gemüsebrühe auffüllen und alles bei mittlerer Hitze etwa 15 Minuten köcheln lassen. Mit Kräutersalz und Sherry abschmecken.

Kohlrabisuppe mit Lachs

■ Neutrales Gericht
Für 1 Portion
Zubereitungszeit: ca. 30 Min.
ca. 320 kcal

1 Kohlrabi
$^1/_2$ Zwiebel
1 Knoblauchzehe
1 EL kaltgepresstes Olivenöl
$^1/_4$ l vegetarische Gemüsebrühe
(Instantpulver)
1 EL süße Sahne
1 EL gehackte Petersilie
$^1/_2$ fein geschnittener Dill
etwas Kräutersalz
$^1/_4$ TL geriebene Muskatnuss
1 Scheibe Räucherlachs
$^1/_2$ EL Schnittlauchröllchen

1. Den Kohlrabi waschen, schälen und vierteln. Ein Kohlrabiviertel beiseite legen, die übrigen in Würfel schneiden. Die Zwiebel schälen und würfeln. Den Knoblauch schälen und durch die Presse drücken.

2. Das Öl in einer Pfanne erhitzen. Die Zwiebel und den Knoblauch darin glasig andünsten. Dann die Kohlrabiwürfel hinzufügen und mit andünsten. Die Brühe dazugießen, das Gemüse aufkochen lassen und zugedeckt bei kleiner Hitze etwa 15 Minuten köcheln.

3. Inzwischen das zurückbehaltene Kohlrabiviertel grob raspeln. Die Suppe mit dem Schneidstab pürieren. Die Sahne, die Petersilie und den Dill hinzufügen und die Suppe mit Kräutersalz und Muskatnuss abschmecken.

4. Den Lachs in kleine Quadrate schneiden und auf dem Teller verteilen. Die Suppe darüber geben und mit den Kohlrabiraspeln und den Schnittlauchröllchen bestreuen.

KÜCHENTIPPS

■ Die Suppe eignet sich gut zum Aufwärmen.
■ Wenn Sie zu dieser neutralen Suppe Brot essen, gehört das Gericht in die Kohlenhydratgruppe.

GESUNDHEITSTIPP

Probieren Sie einmal diesen Früchtetee:
6 Esslöffel getrocknete Brombeer- und Himbeerblätter mit 1 $^1/_2$ l kochendem Wasser übergießen und etwa 5 bis 7 Minuten ziehen lassen. Abseihen und über den Tag verteilt trinken.

Pfifferlingcremesuppe mit Kalbfleischstreifen

■ Eiweißgericht
Für 1 Portion
Zubereitungszeit: ca. 45 Min.
ca. 380 kcal

125 g frische Pfifferlinge
  (ersatzweise Champignons)
1/2 kleine Zwiebel
1 Kalbsschnitzel (ca. 100 g)
1 EL Sonnenblumenöl
40 g Sahne
200 ml vegetarische Gemüsebrühe
  (Instantpulver)
etwas Kräutersalz
1 Zweig Kerbel

1. Die Pfifferlinge putzen. Die Zwiebel schälen und fein würfeln. Das Fleisch in 1/2 cm dünne, 4 cm lange Streifen schneiden.

2. Das Öl in einem Topf erhitzen. Das Kalbfleisch darin von allen Seiten kräftig anbraten. Wenn es gleichmäßig gebräunt ist, herausnehmen und auf einen Teller geben. Die Zwiebelwürfel mit den Pilzen in den Topf geben und im darin verbliebenen Fett anschwitzen.

3. Nach etwa 10 Minuten 2 Esslöffel von den Pfifferlingen aus dem Topf nehmen und zu den Fleischstreifen geben. Den Rest mit Sahne und Brühe ablöschen, alles einmal aufkochen und danach mit dem Schneidstab im Topf pürieren.

4. Die Suppe mit Kräutersalz würzen, noch einmal aufkochen und zugedeckt warm halten. Den Kerbel waschen, trockentupfen und die Blätter von den Stielen abzupfen.

5. Die beiseite gestellten Fleisch- und Pilzstücke in einen vorgewärmten Teller verteilen und die Suppe darauf geben. Das Ganze mit dem Kerbel garnieren.

WOHLFÜHLTIPP

Ständiges Denken an die Gewichtsabnahme setzt Sie unter Leistungsdruck. Der Gedanke, gar nicht essen zu wollen, regt im Unterbewusstsein den Appetit an.
Suchen Sie sich darum schönere Gedanken und lenken Sie sich durch interessante Tätigkeiten ab. Hilft dies nicht, gilt der Wahlspruch:
„Besser einmal etwas Schokolade essen, als ständig an Schokolade denken!"

85

Blumenkohlsalat

■ Neutrales Gericht
Für 1 Portion
Zubereitungszeit: ca. 25 Min.
ca. 200 kcal

Für den Salat:

300 g Blumenkohl

1/2 TL Meersalz

Für die Sauce:

1 kleine Zwiebel

1 EL kaltgepresstes Sonnenblumenöl

1 EL vergorenes Molkekonzentrat
(Molkosan)

80 ml Wasser

1 TL Kräutersalz

2 EL saure Sahne

1 TL Paprikapulver, edelsüß

1. Den Blumenkohl putzen, waschen und in kleine Röschen teilen. Das Gemüse in leicht gesalzenem Wasser in 15–18 Minuten garen. Die Röschen aus dem Wasser nehmen und abkühlen lassen.

2. Inzwischen für die Sauce die Zwiebel schälen, sehr fein würfeln und mit dem Sonnenblumenöl, dem Molkekonzentrat und 80 ml Wasser verrühren. Das Kräutersalz unter die Sauce rühren und alles mit der sauren Sahne verfeiern.

3. Die Sauce über den Blumenkohl gießen und zum Schluss mit dem Paprikapulver bestäuben.

Kerniger Weintraubensalat

■ Eiweißgericht
Für 1 Portion
Zubereitungszeit: ca. 10 Min.
ca. 430 kcal

125 g blaue Weintrauben

125 g grüne Weintrauben

30 g Gouda

10 halbe Walnusskerne

1. Die Weintrauben waschen, mit Küchenkrepp trockentupfen, halbieren, entkernen und auf einem Teller anrichten.

2. Den Käse in Würfel schneiden und zusammen mit den Walnusshälften auf die Weintrauben legen.

VARIATION

Mit einem Dressing aus Joghurt, etwas Salz, Currypulver und Cayennepfeffer erweist sich dieser Salat als feuriger Genuss.

Salat „Vital"

■ Eiweißgericht
Für 1 Portion
Zubereitungszeit: ca. 30 Min.
ca. 460 kcal

Für den Salat:

1/2 kleiner Kopf Eisbergsalat
1/2 Bund Rucolasalat (Rauke)
1 rote Paprikaschote
100 g Kirschtomaten
1 Apfel, 2 TL Zitronensaft
1 1/2 EL Zitronensaft
1 TL Kräutersalz
1 EL kaltgepresstes Sonnenblumenöl
1 TL Frutilose
1 kleines Bund Petersilie

Außerdem:

150 g Hüttenkäse

1. Die Salatblätter putzen, waschen, trockenschleudern und in kleine Stücke schneiden.

2. Die Paprika waschen, putzen und in dünne Streifen schneiden. Die Tomaten waschen, die Stielansätze entfernen und halbieren.

3. Den Apfel waschen, vierteln, entkernen und in dünne Spalten schneiden. Mit dem Zitronensaft beträufeln. Alle Salatzutaten mischen.

4. Den Zitronensaft mit 100 ml Wasser, Salz, Öl und Frutilose gut verrühren. Die gehackte Petersilie zur Sauce geben, über den Salat gießen und alles gut mischen, dazu den Hüttenkäse essen.

Feldsalat mit Spargel

■ Eiweißgericht
Für 1 Portion
Zubereitungszeit: ca. 20 Min.
ca. 55 kcal

1 Hand voll Feldsalat (ca. 50 g)
250 g gekochter grüner oder weißer Spargel
1/2 Frühlingszwiebel
Salz
einige Tropfen Öl
einige Tropfen Zitronensaft

1. Den Feldsalat verlesen, putzen, gut waschen und auf einen Teller geben. Den Spargel in Stücke schneiden und darauf verteilen.

2. Die Frühlingszwiebel putzen, waschen, in dünne Ringe schneiden und auf den Salat geben.

3. Den Salat mit Salz würzen und mit Öl sowie Zitronensaft beträufeln.

Fitmachersalat

■ Neutrales Gericht
Für 1 Portion
Zubereitungszeit: ca. 30 Min.
ca. 420 kcal

Für den Salat:

200 g grüne Bohnen
etwas Meersalz
1 Stängel Bohnenkraut
200 g Tomaten
1 Zwiebel

Für die Sauce:

Je ein Stiel Thymian, Rosmarin und
  Basilikum
1 EL vergorenes Molkekonzentrat
  (Molkosan)
100 ml Wasser
1 EL kaltgepresstes Olivenöl
1 TL Kräutersalz

Zum Garnieren:

6 schwarze Oliven
60 g Schafskäse

1. Die Bohnen waschen, putzen und in leicht gesalzenem Wasser zusammen mit dem Bohnenkraut etwa 18 Minuten garen.

2. Die Tomaten waschen, die Stielansätze entfernen und das Fruchtfleisch in Scheiben schneiden. Die Zwiebel schälen und in dünne Ringe schneiden.

3. Für die Sauce die Kräuter waschen, trockenschütteln, von den Stielen zupfen und grob hacken. Das Molkekonzentrat mit dem Wasser verdünnen und das Öl darunter schlagen. Mit dem Kräutersalz würzen und die Kräuter zufügen.

4. Nun die Bohnen abgießen und zusammen mit den Tomaten anrichten. Die Kräutersauce und die Oliven darüber geben. Den Schafskäse in Würfel schneiden, auf den Salat legen und abschließend alles mit den Zwiebelringen garnieren.

Knackiger Sommersalat

■ Neutrales Gericht
Für 1 Portion
Zubereitungszeit: ca. 25 Min.
ca. 370 kcal

1 grüne Paprikaschote
2 Tomaten
1/2 Fenchelknolle
1 Zwiebel
1 EL vergorenes Molkekonzentrat
  (Molkosan)
1 EL Sonnenblumenöl
1 TL Kräutersalz
3 EL süße Sahne
3 EL fein gehackte Kräuter
  (Petersilie, Basilikum, Schnittlauch)

1. Die Paprikaschote waschen, halbieren, entkernen und in feine Streifen schneiden. Die Tomaten waschen, halbieren, von den Stielansätzen befreien und würfeln.

2. Den Fenchel putzen und in feine Streifen schneiden. Nun die Zwiebel schälen und fein würfeln.

3. Aus Molkosan, Öl, Salz und 100 ml Wasser eine Sauce rühren. Diese mit der Sahne und den gehackten Kräutern verfeinern. Zuletzt die Sauce über den Salat geben.

Rote-Bete-Salat

■ Eiweißgericht
Für 1 Portion
Zubereitungszeit: ca. 15 Min.
ca. 170 kcal

Für den Salat:
1 Rote Bete
1/2 saurer Apfel
1 kleine Schalotte

Für die Sauce:
1/2 Becher Joghurt, 3,5% Fett (ca. 75 g)
Saft von 1/2 Zitrone
1/4 TL Meersalz
2 EL gehackte Petersilie

1. Die Rote Bete schälen und fein reiben. Den gewaschenen Apfel entkernen und ebenfalls reiben. Die Schalotte schälen und in kleine Würfel schneiden.

2. Den Joghurt mit Zitronensaft, Salz und Petersilie verrühren. Anschließend die Sauce mit dem Salat mischen.

Grüner Obstsalat mit Fenchel und Limette

■ Eiweißgericht
Für 1 Portion
Zubereitungszeit: ca. 30 Min.
ca. 290 kcal

50 g grüne, kernlose Trauben

1/4 Galiamelone

1/2 kleine Fenchelknolle

1 Kiwi

1/2 Birne

1/2 EL Limettensaft

1 EL Frutilose

1/2 Zweig Zitronenmelisse

1 EL gehackte Pistazien

1. Die Trauben waschen und von den Stielen zupfen. Die Melone in Spalten schneiden und die Kerne mit einem Löffel entfernen. Anschließend das Fruchtfleisch mit einem Messer von der Schale lösen und in etwa 2 cm große Stücke zerkleinern.

2. Den Fenchel waschen, putzen und 1,5 cm groß würfeln. Die Kiwi schälen, der Länge nach vierteln und anschließend in Scheiben schneiden.

3. Die Birne waschen, trockenreiben und ungeschält vierteln. Das Kerngehäuse entfernen und das Fruchtfleisch in dünne Scheiben schneiden. Diese zusammen mit dem Limettensaft in eine Schüssel geben und alles durchmischen.

4. Das restliche Obst unter die Birnenstücke heben und mit der Frutilose süßen. Den Salat in ein Schälchen geben. Die Zitronenmelisse waschen, trockentupfen und die Blättchen von den Stielen zupfen.

5. Den Salat mit Pistazienkernen und den Melisseblättchen garnieren.

Knackiger Salat mit Äpfeln

■ Eiweißgericht
Für 1 Portion
Zubereitungszeit: ca. 20 Min.
ca. 310 kcal

Für den Salat:
25 g ungeschwefelte Rosinen
1 kleine rote Paprikaschote
1/2 Kopf Friséesalat
1 säuerlicher Apfel
1 EL Zitronensaft

Für die Sauce:
Saft von 1/2 Zitrone
50 ml Wasser
1 EL kaltgepresstes Sonnenblumenöl
1 TL Frutilose
1/2 TL frisch geriebener Ingwer
1/2 TL Kräutersalz
1/2 TL Zimt
1/2 kleiner Bund glatte Petersilie

1. Die Rosinen mit kochend heißem Wasser übergießen und etwa 10 Minuten stehen lassen.

2. In der Zwischenzeit die Paprikaschote waschen, putzen, halbieren, entkernen und den Stielansatz herausschneiden. Die Hälften nun in feine Streifen schneiden.

3. Den Friséesalat putzen, waschen und zerpflücken.

4. Den Apfel waschen, vierteln und die Kerngehäuse herausschneiden. Das Fruchtfleisch in kleine Würfel schneiden und sofort mit dem Zitronensaft beträufeln.

5. Für die Sauce den Zitronensaft mit Wasser sowie mit dem Öl verrühren und mit der Frutilose süßen. Je nach Geschmack den Ingwer hinzufügen und die Sauce mit dem Kräutersalz und dem Zimt abschmecken.

6. Die Rosinen abtropfen lassen und ebenfalls in die Sauce geben. Die Petersilie waschen, trockentupfen und fein hacken. Die Sauce auf den Salat gießen und das Ganze mit Petersilie bestreuen.

GESUNDHEITSTIPP

Reich an Mineralien, Vitaminen und Ballaststoffen sind Äpfel ideal, um die Abwehrkräfte zu stärken. Auch lässt der in den Äpfeln enthaltene natürliche Fruchtzucker den Blutzuckerspiegel sanft steigen. Das wirkt zusammen mit der günstigen Zusammenstellung aus Pektin und Zellulose wie eine natürliche Essbremse. Da Äpfel außerdem einen hohen Wassergehalt haben, gelten sie auch als ideale Durstlöscher. Gut gekaut befriedigen sie den Mundraum, der immer nach Essbarem sucht.

91

Zucchinisalat mit Shrimps

■ Eiweißgericht
Für 1 Portion
Zubereitungszeit: ca. 30 Min.
ca. 400 kcal

Für den Salat:
1/2 Zucchino
1/2 Zwiebel
1 EL kaltgepresstes Olivenöl
1 Orange
1/2 kleiner Kopf Friséesalat
4 grüne Oliven ohne Stein

Für die Sauce:
50 g saure Sahne
75 g Naturjoghurt, 3,5 % Fett
50 ml frisch gespresster Orangensaft
1/2 TL Meersalz
1 TL Frutilose
   (Obstdicksaft aus dem Reformhaus)
1 Msp. Cayennepfeffer
50 g Cocktailshrimps (geschält)
2 Zweige glatte Petersilie

1. Den Zucchino waschen, putzen und in dünne Scheiben hobeln. Die Zwiebel schälen und fein würfeln.

2. Zucchino und Zwiebel in dem heißen Öl kurz andünsten. Danach vom Herd nehmen und auskühlen lassen.

3. Die Orange sorgfältig schälen. Dabei auch die weiße Haut vollständig abschneiden. Die Filets aus den Zwischenhäuten herausschneiden und klein würfeln.

4. Den Friséesalat verlesen, waschen, trockenschleudern und in mundgerechte Stücke zupfen. Die Oliven in Ringe schneiden. Alle Salatzutaten in einer Schüssel mischen.

5. Für die Sauce die saure Sahne und den Joghurt mit dem Schneebesen cremig rühren. Orangensaft, Salz, Frutilose und Cayennepfeffer darunter rühren. Die Sauce über den Salat gießen.

6. Zum Schluss die Shrimps auf den Salat streuen. Mit den gewaschenen, abgezupften Petersilienblättchen garnieren. Den Salat sofort servieren.

GESUNDHEITSTIPP

Trinken Sie einmal Johanniskrauttee. 2 gehäufte Teelöffel des getrockneten Krautes mit 1/4 l kochendem Wasser begießen. 10 Minuten ziehen lassen und abseihen. Noch heiß in kleinen Schlucken trinken. 20 Minuten vor dem Mittag- und Abendessen wiederholen. Zusätzlich über den Tag verteilt 1 Liter Mineralwasser trinken.

Romanescosalat mit Petersiliensauce

■ Neutrales Gericht
Für 1 Portion
Zubereitungszeit: ca. 30 Min.
ca. 220 kcal

Für den Salat:
1/2 Kopf Romanesco
1/2 TL Meersalz
1/2 rote Paprikaschote
1/2 Zwiebel
2 Tomaten
1 Stange Staudensellerie

Für die Sauce:
1/2 Bund Petersilie
125 g Sahnedickmilch
1/2 TL Kräutersalz
1 kleine zerdrückte Knoblauchzehe

1. Den Romanesco putzen, waschen und in kleine Röschen zerteilen. In kochendem Salzwasser in 5 bis 8 Minuten bissfest garen. Danach mit der Schaumkelle herausheben und kurz mit kaltem Wasser abbrausen.

2. In der Zwischenzeit die Paprikaschote halbieren und das Kerngehäuse entfernen. Die Paprika waschen und in schmale Streifen schneiden. Die Zwiebel schälen und fein würfeln.

3. Die Tomaten waschen, halbieren, von den Stielansätzen befreien und in kleine Würfel schneiden. Die Selleriestange putzen, eventuelle Fäden abziehen und den Sellerie in sehr dünne Scheiben schneiden. Alle vorbereiteten Zutaten in einer Schüssel mischen.

4. Für die Sauce die Petersilie waschen, trockenschütteln und die Blättchen von den Stielen zupfen. Die Petersilie zur Dickmilch geben und mit dem Kräutersalz leicht würzen. Alles mit einem Schneidstab pürieren und nach Belieben mit dem Knoblauch abschmecken.

5. Die Sauce mit den Salatzutaten mischen. Den Salat vor dem Servieren etwa 10 Minuten durchziehen lassen.

KÜCHENTIPPS

■ Falls Sie keinen Romanesco bekommen, können Sie auch Brokkoli oder Blumenkohl nehmen.
■ Dieser Salat eignet sich auch gut zum Mitnehmen an die Arbeit.
■ Aus diesem neutralen Vorspeisensalat können Sie ganz einfach eine Hauptmahlzeit der Eiweißgruppe machen, wenn Sie 1 hart gekochtes Ei vierteln und auf den Salat geben.

Nudelsalat mit grünem Spargel

■ Kohlenhydratgericht
Für 1 Portion
Zubereitungszeit: ca. 20 Min.
ca. 280 kcal

150 g grüner Spargel
1/2 TL Meersalz
100 g Kirschtomaten
6–8 Basilikumblättchen
1 EL Doppelrahmfrischkäse
2 EL Joghurt (3,5 % Fett)
1/2 TL Kräutersalz
100 g gekochte kleine Vollkornnudeln
(entspricht etwa 40 g Rohgewicht)

1. Den Spargel waschen und eventuell die Enden abschneiden. Die Stangen schräg in 2 bis 3 cm lange Stücke schneiden und diese in reichlich leicht gesalzenem Wasser bissfest kochen.

2. Inzwischen die Tomaten waschen. Die Basilikumblättchen waschen, trockentupfen und in Streifen schneiden.

3. Für die Sauce den Frischkäse mit dem Joghurt und dem Kräutersalz verrühren und das Basilikum dazugeben.

4. Den Spargel abtropfen und abkühlen lassen. Spargel, Nudeln und Tomaten mischen.

5. Die Salatzutaten kurz vor dem Verzehr mit der Sauce mischen.

Reissalat mit Schinken und Tomaten

■ Kohlenhydratgericht
Für 1 Portion
Zubereitungszeit: ca. 15 Min.
ca. 400 kcal

50 g Joghurt (3,5 % Fett)
1 EL saure Sahne
1 TL vergorenes Molkekonzentrat
(Molkosan aus dem Reformhaus)
1 EL Schnittlauchröllchen
etwas Cayennepfeffer
150 g in Gemüsebrühe gekochter Naturreis
(entspricht ca. 50 g Rohgewicht)
4–5 Blätter Endiviensalat
50 g roher Rinderschinken in Scheiben
100 g kleine Tomaten
evtl. etwas Kräutersalz

1. Den Joghurt mit der Sahne und dem Molkosan verrühren. Den Schnittlauch hinzufügen und die Sauce mit Cayennepfeffer würzen. Den Reis mit der Sauce mischen.

2. Den Endiviensalat waschen, trockenschleudern und in Streifen schneiden. Den Schinken in feine Streifen schneiden. Die Tomaten waschen und halbieren oder vierteln.

3. Kurz vor dem Verzehr den Reis mit dem Endiviensalat, den Schinkenstreifen und den Tomaten mischen. Den Salat eventuell mit etwas Kräutersalz abschmecken.

Bunter Kartoffelsalat

■ Kohlenhydratgericht
Für 1 Portion
Zubereitungszeit: ca. 15 Min.
Zeit zum Durchziehen: mind. 1 Std.
ca. 220 kcal

Für den Salat:
200 g kleine, gekochte Pellkartoffeln
1 kleine Frühlingszwiebel
50 ml vegetarische Gemüsebrühe
  (Instantpulver)
1 große Möhre
1 Stück Salatgurke (ca. 10 cm lang)

Für die Sauce:
2 EL Joghurt (3,5 % Fett)
1 EL vergorenes Molkekonzentrat
  (Molkosan aus dem Reformhaus)
1/2 TL Kräutersalz
1/4 TL Paprikapulver, edelsüß
3 EL gehackte glatte Petersilie

1. Die Kartoffeln schälen und in
Scheiben schneiden. Die Frühlingszwiebel waschen, putzen, fein
würfeln und auf den Kartoffelscheiben verteilen. Die Brühe erhitzen, über die Kartoffeln gießen.
Den Salat in ein verschließbares Gefäß geben und mindestens 1 Stunde,
besser noch über Nacht, durchziehen lassen.

2. Inzwischen die Möhre waschen,
putzen, schaben und grob raspeln.
Die Gurke waschen, längs vierteln,
entkernen, in Scheiben schneiden.

3. Für die Sauce den Joghurt mit
Molkosan, Kräutersalz, Paprikapulver
und Petersilie verrühren.

4. Den Kartoffelsalat, das vorberei-
tete Gemüse und die Salatsauce kurz
vor dem Verzehr mischen.

FITNESSTIPP

Stellen Sie sich in einen Türrahmen
und halten Sie sich links und
rechts fest. Nun beugen Sie das
Standbein leicht und heben das andere Bein langsam abwechselnd nach
vorne und hinten hoch. Dabei immer
mehr Schwung holen und kräftig
nach vorne und hinten ausschwingen.
10- bis 20-mal, dann Beinwechsel.
Diese Übung, regelmäßig angewendet, formt Po und Oberschenkel.

Eiweißreiche Hauptgerichte

Hähnchenbrust in Orangensauce mit Spargel

■ Eiweißgericht
Für 1 Portion
Zubereitungszeit: ca. 30 Min.
ca. 350 kcal

1 unbehandelte Orange
500 g grüner Spargel
1 EL vegetarische Gemüsebrühe
(Instantpulver)
einige Tropfen Öl
1 Hähnchenbrustfilet (ca. 150 g)
Salz
1 EL Zitronensaft
1 Prise Currypulver
3 EL süße Sahne

1. Die Orange waschen, ein kleines Stück der Schale abschneiden (das Weiße entfernen, es schmeckt bitter) und in feine Streifen schneiden. Die Orange vierteln. Ein Viertel sorgfältig schälen (die weiße Haut vollständig entfernen) und das Fruchtfleisch in kleine Stücke schneiden. Die restliche Orange auspressen.

2. Den Spargel waschen, unten ein Stück kürzen und nur unten dünn schälen. Die Spargelstangen mit einem Baumwollfaden zusammenbinden und in 1/2 l Wasser zusammen mit der Instant-Gemüsebrühe in etwa 7 Minuten bissfest kochen.

3. Inzwischen eine beschichtete Pfanne erhitzen und mit einigen Tropfen Öl auswischen. Das Hähnchenbrustfilet dann auf beiden Seiten in insgesamt etwa 6 Minuten goldbraun braten. Es dann mit Salz würzen und zugedeckt warm stellen.

4. Orangenstücke und -schale sowie den Orangensaft und den Zitronensaft in die Pfanne geben und alles etwas einkochen lassen. Die süße Sahne in die Sauce einrühren und diese nochmals aufkochen lassen.

5. Das Hähnchenbrustfilet zusammen mit dem ausgetretenen Bratensaft in die Sauce geben und darin nochmals kurz erwärmen.

6. Den Spargel abtropfen lassen und zusammen mit dem Fleisch anrichten. Die Sauce zum Fleisch auf den Teller geben.

Forelle im Champignon-Gemüse-Bett

■ Eiweißgericht
Für 1 Portion
Zubereitungszeit: ca. 40 Min.
ca. 240 kcal

1 Forelle
1 EL Zitronensaft
1/2 TL Kräutersalz
60 g frische Champignons
1 mittelgroße Stange Lauch
1 EL kaltgepresstes Sonnenblumenöl

1. Den Backofen auf 175 °C vorheizen. Die Forelle waschen, trockentupfen, mit etwas Zitronensaft beträufeln und mit dem Kräutersalz mild würzen.

2. Die Champignons waschen, putzen und blättrig aufschneiden. Den Lauch putzen, gründlich waschen, trockentupfen und in feine Ringe schneiden.

3. Ein ausreichend großes Stück Alufolie gut mit dem Öl bestreichen und die Hälfte der Pilze und der Lauchringe gleichmäßig darauf verteilen. Die Forelle darauf legen und mit dem restlichen Gemüse belegen. Dann die Folie gut verschließen, indem die langen und die kurzen Enden doppelt eingeschlagen werden.

4. Das Päckchen auf ein Gitter in den Ofen legen (mittlere Schiene) und etwa 20 Minuten garen lassen.

Scholle auf klassische Art

■ Eiweißgericht
Für 1 Portion
Zubereitungszeit: ca. 20 Min.
ca. 450 kcal

1 küchenfertige Scholle
1 TL Kräutersalz
2 EL fein gemahlene Mandeln
2 EL Butter
3 Stängel Petersilie

1. Die Scholle abspülen und trockentupfen. Beide Fischseiten salzen und in den gemahlenen Mandeln wenden.

2. Die Butter bei geringer Hitze in einer Pfanne schmelzen lassen und die Scholle darin 10 bis 15 Minuten von beiden Seiten braten. Darauf achten, dass der Fisch nicht anbrennt. Zum Anrichten mit der Petersilie garnieren.

Schwarzer Heilbutt mit Zucchini und Auberginen

■ Eiweißgericht
Für 1 Portion
Zubereitungszeit: ca. 45 Min.
ca. 310 kcal

1 Heilbuttfilet (à 200 g)
einige Spritzer Zitronensaft
etwas Kräutersalz
1/2 Zwiebel
1/2 kleiner Zucchino
1/4 kleine Aubergine
1 Flaschentomate
2 große Bogen Butterbrotpapier
1/2 EL kaltgepresstes Olivenöl
1/2 Zweig Thymian
30 ml vegetarische Gemüsebrühe
(Instantpulver)

1. Das Fischfilet waschen, trockentupfen und auf einen Teller legen. Mit dem Zitronensaft beträufeln und salzen.

2. Die Zwiebel schälen und in dünne Ringe schneiden. Zucchino, Aubergine und Tomate waschen und putzen. Den Stielansatz der Tomate keilförmig herausschneiden. Das gesamte Gemüse in etwa 1/2 cm dicke Scheiben schneiden.

3. Den Ofen auf 180 °C vorheizen. Das Butterbrotpapier aufeinander legen und den oberen Bogen im mittleren Bereich mit dem Olivenöl bepinseln. Die Zucchini-, Auberginen- und Tomatenscheiben auf die Mitte des Bogens legen. Die Zwiebelringe darauf verteilen.

4. Den Thymian waschen und trockentupfen. Die Blättchen vom Zweig abzupfen. Das Gemüse mit Salz und Thymian würzen und das Fischfilet darauf legen.

5. 3 Esslöffel Brühe auf dem Fisch und dem Gemüse verteilen. Darauf achten, dass die Flüssigkeit nicht herunterläuft. Das Papier zu einem Päckchen zusammenfalten. Die Enden gut zusammendrücken.

6. Das Gemüse-Fisch-Päckchen auf ein Blech setzen und auf der mittleren Schiene im Ofen 25 bis 30 Minuten garen.

7. Das Päckchen verschlossen auf einen Teller geben und so servieren. Man isst das Gemüse und den Fisch aus dem Pergamentpäckchen.

Mangold-Hackfleisch-Gratin

■ Eiweißgericht
Für 1 Portion
Zubereitungszeit: ca. 45 Min.
ca. 450 kcal

1 kleine Zwiebel
100 g Rinderhackfleisch
1/2 EL ungehärtetes Kokosfett
  (aus dem Reformhaus)
1/2 TL Kräutersalz
1/2 TL Paprikapulver, edelsüß
250 g Mangoldstiele (ohne Blattgrün)
1 Tomate
1 EL Schnittlauchröllchen
2 EL Schmand (saure Sahne extra)
2 EL geriebener mittelalter Gouda,
  45 % Fett

1. Den Backofen auf 200 °C vorheizen. Die Zwiebel schälen und fein würfeln. Das Fett in einer Pfanne erhitzen und Hackfleisch sowie Zwiebelwürfel darin unter Rühren krümelig braun anbraten. Das Ganze mit Kräutersalz und Paprikapulver würzen.

2. Die Mangoldstiele putzen, waschen und in feine Streifen schneiden. Sie in etwas Wasser 7 bis 8 Minuten dünsten.

3. Inzwischen die Tomate über Kreuz einritzen, für etwa 15 Sekunden in kochendes Wasser tauchen, abschrecken, enthäuten und vom Stielansatz befreien. Die Tomate dann quer zum Stielansatz in dünne Scheiben schneiden.

4. Schnittlauch und Schmand zum garten Mangold geben, umrühren und alles mit Kräutersalz würzen.

5. Den Mangold in eine flache Auflaufform (20 cm ∅) geben und das Hackfleisch darauf verteilen. Die Tomatenscheiben darauf legen. Das Ganze mit Käse bestreuen und im Ofen auf der mittleren Schiene etwa 20 Minuten überbacken.

Hüftsteak mit Grilltomaten

■ Eiweißgericht
Für 1 Portion
Zubereitungszeit: ca. 30 Min.
ca. 515 kcal

1 Knoblauchzehe
1 Rinderhüftsteak à 150 g
100 g Champignons
1 Frühlingszwiebel
5 Tomaten
Salz
1 EL gehackte Petersilie
5 Butterflöckchen
einige Tropfen Öl
1 EL Crème fraîche
1/2 TL gerebelter Estragon

1. Die Knoblauchzehe schälen. Das Steak auf beiden Seiten damit einreiben.

2. Champignons, Frühlingszwiebel und Tomaten kurz waschen und putzen. Die Pilze halbieren, die Frühlingszwiebel in Ringe schneiden. Die Tomaten über Kreuz einschneiden, mit Salz, dem gewürfelten Knoblauch und der Petersilie bestreuen und je 1 Butterflöckchen darauf setzen.

3. Eine große beschichtete Deckelpfanne mit einigen Tropfen Öl auswischen und es erhitzen. Das Steak darin von jeder Seite etwa 1 Minute scharf anbraten. Die Hitze reduzieren, das Steak auf einer Seite 4 Minuten lang braten.

4. Das Steak wenden und salzen. Champignons und Zwiebel dazugeben. Die Tomaten in die Pfanne setzen und alles weitere 4 Minuten zugedeckt garen.

5. Dann Steak und Tomaten auf zwei Teller legen. Bratensatz und Gemüse mit 2 Esslöffeln Wasser ablöschen, die Crème fraîche und den Estragon hineinrühren und die Sauce einmal aufkochen lassen. Das Champignongemüse zum Steak geben.

Gefüllte Zucchini aus dem Ofen

■ Eiweißgericht
Für 1 Portion
Zubereitungszeit: ca. 45 Min.
ca. 490 kcal

1/2 TL Meersalz
1 Zucchino (ca. 250 g)
1 Zwiebel
1 EL kaltgepresstes Olivenöl
125 g Lammhackfleisch
1 EL gehackte Petersilie
1 EL gehackter Kerbel
1 EL geriebener Parmesan
1 Eigelb
1/2 TL Kräutersalz
etwas Butter für die Form
1 Tomate
1 EL süße Sahne
1 Spritzer Tabasco

1. In einem Topf eine kleine Menge Salzwasser zum Kochen bringen.

2. Den Zucchino waschen, vom Stielansatz befreien und der Länge nach halbieren. Mit der Schnittfläche nach unten im Salzwasser etwa 5 Minuten bissfest dünsten.

3. Inzwischen die Zwiebel schälen und fein hacken. Das Öl in einer Pfanne erhitzen und Zwiebelwürfel sowie Hackfleisch darin unter Rühren krümelig braun anbraten.

4. Den Backofen auf 200 °C vorheizen. Die Zucchinihälften aus dem Wasser nehmen und mit einem Teelöffel bis auf einen 1/2 cm breiten Rand sorgfältig aushöhlen.

5. Das Fruchtfleisch klein schneiden und zusammen mit dem Hackfleisch, Petersilie, Kerbel, Parmesan, dem Eigelb und Kräutersalz mischen.

6. Eine flache Auflaufform (etwa 25 cm lang) dünn mit Butter ausfetten. Die Zucchinihälften nebeneinander hineinlegen. Die Hälften mit Hackfleischmischung füllen. Übrige Füllung neben den Zucchinihälften verteilen.

7. Die Tomate über Kreuz einritzen, für etwa 15 Sekunden in kochendes Wasser tauchen, abschrecken und enthäuten. Sie dann halbieren, entkernen und vom Stielansatz befreien. Das Fruchtfleisch in Würfel schneiden und diese auf der Füllung verteilen. Die Sahne mit dem Tabasco mischen und auf den Tomaten verteilen. Alles im Ofen auf der mittleren Schiene etwa 20 Minuten backen.

Coq au Riesling

■ Eiweißgericht
Für 1 Portion
Zubereitungszeit: ca. 50 Min.
ca. 370 kcal

1 Hähnchenschenkel
1 große Möhre
75 g kleine Champignons
1/2 Stange Lauch, 1/2 Zwiebel
1 Knoblauchzehe
1 EL kaltgepresstes Olivenöl
100 ml Riesling
50 ml vegetarische Gemüsebrühe
*   (Instantpulver)*
1/2 EL gehackter Rosmarin
abgeriebene Schale von 1/2 unbehandelten
*   Zitrone, 1 Msp. Kräutersalz*

1. Den Hähnchenschenkel am Gelenk durchschneiden. Möhre, Champignons und Lauch waschen und putzen.

2. Die Möhre schaben und in dünne Scheiben schneiden. Die Champignons halbieren. Den Lauch in dünne Ringe schneiden. Die Zwiebel schälen und grob würfeln. Den Knoblauch schälen und zerdrücken.

3. Das Öl in einem Topf erhitzen und die Hähnchenteile darin von jeder Seite braun anbraten.

4. Wein und Brühe angießen. Gemüse, Champignons, Knoblauch, Rosmarin, Zitronenschale und Kräutersalz dazugeben. Aufkochen, zugedeckt etwa 30 Minuten schmoren.

Gratiniertes Champignonschnitzel

■ Eiweißgericht
Für 1 Portion
Zubereitungszeit: ca. 30 Min.
ca. 320 kcal

125 g Champignons, 1 Frühlingszwiebel
30 g würziger Käse nach Geschmack
*   (z. B. mittelalter Gouda)*
1/2 EL kaltgepresstes Olivenöl
1 Msp. Kräutersalz, 1 EL gehackte Petersilie
1/2 EL ungehärtetes Kokosfett (Reformhaus)
1 Kalbsschnitzel (ca. 100 g)
etwas Meersalz

1. Die Pilze waschen, putzen und in dünne Streifen schneiden. Die Frühlingszwiebel waschen, putzen und fein würfeln. Den Käse reiben und in kleine Würfel schneiden.

2. Das Öl in einer Pfanne erhitzen. Die Schalottenwürfel und die Champignons darin 5 bis 6 Minuten dünsten. Beides mit Kräutersalz würzen und die Petersilie hinzufügen.

3. Gleichzeitig in einer anderen Pfanne das Kokosfett erhitzen. Das Schnitzel von jeder Seite etwa 3 Minuten darin braten. Leicht salzen.

4. Die Champignons auf das Schnitzel geben und den Käse darauf verteilen. Einen Deckel auf die Pfanne legen und das Schnitzel bei kleiner Hitze 3 bis 5 Minuten weitergaren, bis der Käse geschmolzen ist.

Lammrückenfilet mit Nussbohnen

■ Eiweißgericht
Für 1 Portion
Zubereitungszeit: ca. 40 Min.
ca. 690 kcal

300 g grüne Bohnen
etwas Kräutersalz
1 EL geriebener Parmesan
1/2 TL Kräuter der Provence
1/2 EL Butter
1/2 Schalotte
1 kleine Knoblauchzehe
1 EL Nussöl
1 EL saure Sahne
1 EL Haselnüsse (in Scheiben oder gehackt)
etwas Meersalz
1 EL kaltgepresstes Olivenöl
1 Stück Lammrückenfilet à 150 g

1. Die Bohnen waschen, putzen und die Fäden dabei abziehen. Das Gemüse in einem Topf mit kochendem Salzwasser in 15 bis 18 Minuten gar kochen.

2. In der Zwischenzeit den Parmesan, die Kräuter und die Butter verkneten.

3. Die Schalotte und den Knoblauch schälen. Beides fein würfeln.

4. Die Bohnen in ein Sieb geben und gut abtropfen lassen.

5. Die Schalotten- und Knoblauchstücke in einer großen Pfanne im Nussöl bei mittlerer Hitze anbraten. Die saure Sahne darunter rühren und Bohnen und Nüsse dazugeben. Alles mit Meersalz abschmecken und in der geschlossenen Pfanne warm halten.

6. Den Grill vorheizen. Das Olivenöl in einer zweiten Pfanne erhitzen. Das Lammfilet darin von allen Seiten kräftig anbraten. Sie bei schwacher Hitze so lange weitergaren, bis der gewünschte Gargrad erreicht ist.

7. Das Filet in eine feuerfeste Form legen, die Parmesan-Kräuter-Masse darauf verteilen und im Grill überbacken. Sobald sich die Kräuter-Käse-Kruste goldgelb verfärbt, das Fleisch zusammen mit den Bohnen auf dem Teller anrichten.

KÜCHENTIPP

Welchen Gargrad das Fleisch hat, können Sie durch leichtes Drücken mit dem Finger erkennen. Lässt sich das Fleisch eindrücken, ohne dass die Druckstelle zurückfedert, so ist es im Inneren noch rosa. Je fester Ihnen das Filet beim kurzen Eindrücken erscheint, desto mehr ist es durchgegart.

Brokkoli-Möhren-Ragout mit Spiegeleiern

■ Eiweißgericht
Für 1 Portion
Zubereitungszeit: ca. 50 Min.
ca. 690 kcal

Für das Ragout:
200 g Brokkoli
1/2 TL Meersalz
200 g Möhren
1/2 Zwiebel
1 EL Butter
40 g Sahne
30 g Ricotta (italienischer Frischkäse)
1 TL vegetarische Gemüsebrühe
*   (Instantpulver)*
4 Walnusshälften

Für die Eier:
1 EL kaltgepresstes Sonnenblumenöl
2 Eier
1 Msp. Meersalz

1. Den Brokkoli waschen, putzen und in kleine Röschen zerteilen. Die Stiele schälen und in kleine Stücke schneiden. Das Gemüse in wenig Salzwasser in 5 bis 8 Minuten halb gar kochen.

2. Die Möhren putzen, schälen und in Scheiben schneiden. Die Zwiebel schälen und fein würfeln.

3. Die Butter in einem Topf erwärmen und Zwiebelwürfel sowie Möhrenscheiben darin bei milder Hitze einige Minuten braten.

4. Die Sahne und 120 ml Wasser angießen, alles aufkochen und weitere 5 bis 8 Minuten auf kleiner Flamme köcheln lassen.

5. Dann den Ricotta in die Sauce einrühren und alles mit der Brühe abschmecken. Zum Schluss den Brokkoli und die Walnusskerne dazugeben. Alles kurz erhitzen.

6. Das Öl in einer Pfanne erhitzen, die Eier hineinschlagen und zu Spiegeleiern braten. Mit dem Salz leicht würzen. Das Gemüseragout zusammen mit den Spiegeleiern auf einem Teller anrichten.

KÜCHENTIPP ■

Natürlich können Sie sich im Büro keine Spiegeleier braten. Als Alternative dazu essen Sie zwei gekochte Eier, dazu 300 bis 400 g Rohkost, zum Beispiel Tomaten, Gurke, Möhren oder Kohlrabi.

Schaumomelett mit Pilzen

■ Eiweißgericht
Für 1 Portion
Zubereitungszeit: ca. 45 Min.
ca. 375 kcal

Für die Füllung:
1 kleine Zwiebel
100 g frische Waldpilze
(z. B. Steinpilze oder Maronen)
oder frische Austernpilze
1/2 EL Butter
1 Msp. Kräutersalz

Für die Omeletts:
2 frische Eier
3 EL Mineralwasser
1 EL süße Sahne
1 Msp. Meersalz
etwas Paprikapulver, edelsüß
1 EL kaltgepresstes Sonnenblumenöl
1/2 Bund Schnittlauch, in Röllchen
geschnitten

1. Die Zwiebel schälen und fein würfeln. Die Pilze putzen, waschen, trockenreiben, je nach Größe zunächst klein und dann in dünne Scheiben schneiden.

2. Die Butter in einer Pfanne zerlassen, die Zwiebelwürfel darin glasig dünsten, die Pilze hinzufügen und alles unter Rühren kurz schmoren lassen, dann mit dem Salz abschmecken und warm stellen.

3. Die Eier trennen und das Eiweiß steif schlagen. Die Eigelbe zusammen mit Mineralwasser, Sahne, Salz sowie Paprikapulver cremig verrühren und das Eiweiß vorsichtig darunter heben.

4. Das Öl in einer Pfanne erhitzen, die Hälfte der Schaummasse hineingeben und glatt streichen. Die Pfanne abdecken und das Omelett bei schwacher Hitze 6 bis 8 Minuten backen. Dann die Pilze auf das Omelett geben und dieses zusammenklappen. Das Omelett mit Schnittlauchröllchen bestreuen.

WOHLFÜHLTIPP

Der kritische Tag beim Abnehmen. Jeder kennt ihn, den Tag, an dem man alles hinwerfen will. Das anfängliche jubelnde Glücksgefühl der bevorstehenden Traumfigur rückt in unendliche Ferne und negative Gefühle machen sich breit. Grund dafür können Hektik, körperliche sowie seelische Belastungen sein, worauf unser sensibles Nervensystem mit Abwehr reagiert. Hier hilft nur eins: Überlisten Sie sich selbst, denn gegen Niedergeschlagenheit ist ein Kraut gewachsen: das Johanniskraut. Die Blüten und Blätter des Johannisstrauches enthalten wirksame Stimmungsmacher und sind ein sicheres Mittel für gute Laune.

Fruchtiger Sauerkrautsalat mit Geflügelwürstchen

■ Eiweißgericht
Für 1 Portion
Zubereitungszeit: ca. 25 Min.
ca. 500 kcal

200 g frisches Sauerkraut
75 g grüne, kernlose Trauben
1/2 säuerlicher Apfel
1/4 frische Ananas
1 EL kaltgepresstes Sonnenblumenöl
1 1/2 EL kräftige vegetarische Gemüsebrühe
(Instantpulver)
etwas Meersalz
2 Kochwürstchen aus Geflügelfleisch

1. Das Sauerkraut auf einem großen Brett grob hacken und in eine Schüssel geben. Die Trauben waschen, je nach Größe noch halbieren und zu dem Kraut geben.

2. Den Apfel entkernen und 1 cm groß würfeln. Es sofort unter das Sauerkraut mischen, damit es sich nicht verfärbt.

3. Die Ananas schälen und den harten Strunk herausschneiden. Das Fruchtfleisch 1 cm groß würfeln und ebenfalls in die Schüssel geben. Den Salat mit Öl und Brühe vermischen und mit Salz würzen.

4. Die Würstchen in einem Topf in etwas Wasser erhitzen und zusammen mit dem Salat anrichten.

Champignonpfanne mit Putenfleisch

■ Eiweißgericht
Für 1 Portion
Zubereitungszeit: ca. 30 Min.
ca. 400 kcal

150 g Putenfleisch
1 kleine Stange Lauch
200 g kleine Champignons
1 EL Sonnenblumenöl
65 ml trockener Weißwein
1/8 l vegetarische Gemüsebrühe
(Instantpulver)
1 EL Rahmfrischkäse
1/2 TL Kräutersalz
1 EL gehacktes Basilikum

1. Das Fleisch in schmale Streifen schneiden.

2. Den Lauch waschen und in feine Ringe schneiden. Die Champignons putzen und vorsichtig abreiben.

3. Das Öl in einer Pfanne erhitzen und das Fleisch unter Rühren von allen Seiten kräftig anbraten.

4. Den Lauch und die Pilze hinzufügen, beides kurz mitbraten und mit dem Wein ablöschen. Die Brühe angießen und alles einmal aufkochen lassen. Zugedeckt etwa 15 Minuten köcheln lassen.

5. Zum Schluss den Frischkäse in die Sauce rühren und mit dem Kräutersalz leicht nachwürzen. Mit dem Basilikum bestreuen.

Kalbsschnitzel Florentiner Art

■ Eiweißgericht
Für 1 Portion
Zubereitungszeit: ca. 45 Min.
ca. 440 kcal

1/2 Zwiebel
60 g Champignons
1 dünnes Kalbsschnitzel (ca. 150 g)
1/2 TL Kräutersalz
1/2 TL gerebelter Oregano
1 1/2 EL kaltgepresstes Olivenöl
1/2 TL vegetarische Gemüsebrühe
  (Instantpulver)
1 Tomate
35 g Mozzarella
3 Basilikumblättchen

1. Die Zwiebel schälen und fein würfeln. Die Champignons putzen, mit einem feuchten Tuch vorsichtig abreiben und in kleine Würfel schneiden.

2. Das Fleisch waschen, gut trockentupfen und dünn mit dem Oregano bestreuen. Den Backofen auf 175 °C vorheizen.

3. Das Öl in einer Pfanne erhitzen und das Fleisch darin von jeder Seite etwa 1 Minute braten. Das Schnitzel anschließend in eine feuerfeste Form legen.

4. Zwiebel- und Champignonwürfel im restlichen Öl in der Pfanne kurz unter Rühren dünsten. Mit der Brühe würzen und danach gleichmäßig auf dem Fleisch verteilen.

5. Die Tomate waschen, vom Stielansatz befreien, in Scheiben schneiden und auf das Fleisch legen. Zum Schluss den Mozzarella in Scheiben schneiden und darauf legen.

6. Das Schnitzel im Backofen auf der mittleren Schiene 12 bis 15 Minuten gratinieren. Mit den gewaschenen Basilikumblättchen garnieren.

KÜCHENTIPPS

■ Statt des Kalbsschnitzels können Sie auch Putenschnitzel oder Hähnchenbrustfilet nehmen. Aber auch Fischfilet eignet sich gut zum Überbacken.

■ Wer es würzig mag, der sollte für dieses Gericht einmal Gorgonzola statt Mozzarella verwenden. Die Käserinde aber bitte vor dem Belegen abschneiden, denn sie wird sonst hart und bitter.

Spargel mit Lachsschnitte in Weinsauce

■ Eiweißgericht
Für 1 Portion
Zubereitungszeit: ca. 45 Min.
ca. 490 kcal

500 g frischer weißer Spargel
1/2 TL Meersalz
1 TL Sonnenblumenöl
1 TL Frutilose
1 kleine Möhre, 1/2 Zwiebel
150 ml trockener Weißwein
1 Lorbeerblatt, 2 Nelken
1 Scheibe Lachs (ca. 200 g)
1 Eigelb
2 EL saure Sahne
2 Zitronenscheiben, 2 kleine Dillzweige

1. Den Spargel schälen und die holzigen Endstücke abschneiden. 1 Liter Wasser zusammen mit dem Salz, dem Öl und der Frutilose aufkochen lassen. Den Spargel darin etwa 20 Minuten bissfest kochen.

2. In der Zwischenzeit die Möhre schälen und in große Würfel schneiden. Die Zwiebel schälen, halbieren und in Scheiben schneiden.

3. Nun etwa 100 ml Wasser und den Wein in einen Topf geben. Die Möhrenwürfel, die Zwiebelscheiben, das Lorbeerblatt, die Nelken und etwas Salz hinzufügen und alles zugedeckt etwa 10 Minuten kochen lassen.

4. Den Lachs kurz mit kaltem Wasser abspülen. Ihn dann in dem Sud etwa 10 Minuten bei leichter Hitze gar ziehen lassen.

5. Dann von dem Fischsud 100 ml durch ein Sieb in einen kleinen Topf gießen und erhitzen. Das Eigelb mit einer Gabel aufschlagen. Etwa 5 Esslöffel der heißen Brühe löffelweise unter das Eigelb rühren. Anschließend das Eigelb unter Rühren in die Fischbrühe geben. Topf vom Herd nehmen und die Sauce mit der Sahne binden.

6. Den Lachs aus dem Sud nehmen, zusammen mit dem Spargel auf Tellern anrichten und mit der Sauce übergießen. Mit den Zitronenscheiben und dem gewaschenen Dill garnieren.

GESUNDHEITSTIPP ■

Fisch ist leicht verdaulich und reich an mehrfach ungesättigten Fettsäuren, speziell der Omega-3-Fettsäuren. Der bedeutendste Mineralstoff im Fisch ist Jod. Dieses wird von der Schilddrüse dringend benötigt, um wichtige Stoffwechselprozesse im Körper zu steuern. Weiterhin hat Fisch viele Mineralien und Spurenelemente wie Eisen, Kalzium, Kalium, Magnesium, Fluor und Selen sowie die Vitamine A, B, E und D. Das Sonnenvitamin D steckt vor allem in Hering und Lachs.

Asiatisches Tofugemüse

■ Eiweißgericht
Für 1 Portion
Zubereitungszeit: ca. 45 Min.
ca. 410 kcal

1 kleine Zucchino (ca. 150 g)
50 g frische Shiitake- oder Austernpilze
1 rote Paprikaschote
50 g Mungobohnenkeimlinge
1/2 Zwiebel
1 kleine Knoblauchzehe
1/2 EL fein gehackte frische Ingwerwurzel
1 EL kaltgepresstes Sonnenblumenöl
20 g Cashewkerne
75 g fester Tofu
60 ml vegetarische Gemüsebrühe
  (Instantpulver)
1 EL salzarme Sojasauce
einige Spritzer Worcestershiresauce
1/2 EL fein gehackter Liebstöckel

1. Den Zucchino waschen, putzen und in dünne Scheiben schneiden. Die Pilze putzen, mit einem feuchten Tuch vorsichtig abreiben und in Streifen schneiden.

2. Die Paprikaschote halbieren, putzen, entkernen, waschen und klein würfeln. Die Mungobohnenkeime gut verlesen und heiß abspülen.

3. Die Zwiebel schälen und in dünne Spalten schneiden. Den Knoblauch schälen und zerdrücken.

4. Zwiebel und Knoblauch zusammen mit dem Ingwer im heißen Öl glasig dünsten. Dann das Gemüse, die Pilze und die Cashewkerne hinzufügen. Alles gründlich durchrühren.

5. Den Tofu in etwa 2 cm große Würfel schneiden und zum Gemüse geben. Die Brühe angießen, alles mit Sojasauce würzen und zugedeckt etwa 1/4 Stunde garen.

6. Das Gemüse nach Belieben mit einigen Spritzern Worcestershiresauce würzen und mit dem Liebstöckel bestreuen.

Kohlenhydratreiche Hauptgerichte

Kartoffel-Lauch-Gratin

■ Kohlenhydratgericht
Für 1 Portion
Zubereitungszeit: ca. 30 Min.
ca. 265 kcal

3 gekochte Pellkartoffeln
1 kleine Stange Lauch
40 g geriebener Käse, 60 % Fett,
z. B. Butterkäse
1/2 TL vegetarische Gemüsebrühe
(Instantpulver)
80 g süße Sahne
170 ml Wasser
1 Knoblauchzehe
1 EL gehacktes Basilikum

1. Den Backofen auf 200 °C vorheizen. Die Kartoffeln pellen. Den Lauch putzen und waschen. Beides in Scheiben schneiden und dachziegelartig in eine flache, ofenfeste Form schichten.

2. Den Käse mit dem Wasser-Sahne-Gemisch, der Instant-Gemüsebrühe und der geschälten, zerdrückten Knoblauchzehe verrühren.

3. Die Käse-Sahne-Mischung über die Kartoffelscheiben gießen und das Gratin etwa 20 Minuten im Ofen überbacken. Alles mit dem Basilikum bestreuen.

Kartoffel-Blumenkohl-Eintopf

■ Kohlenhydratgericht
Für 1 Portion
Zubereitungszeit: ca. 45 Min.
ca. 370 kcal

2 Kartoffeln
1/2 kleiner Blumenkohl
400 ml vegetarische Gemüsebrühe
(Instantpulver)
2 EL Crème fraîche
Kräutersalz
2 EL gehackte Petersilie

1. Die Kartoffeln schälen und würfeln. Den Blumenkohl waschen, putzen und die Röschen von den Stielen abschneiden. Die Stiele würfeln und zusammen mit den Kartoffeln in 400 ml Gemüsebrühe etwa 15 Minuten kochen lassen. Anschließend mit dem Schneidestab pürieren.

2. Dann die Crème fraîche in die Suppe einrühren und die Kohlröschen dazugeben. Die Suppe etwa 5 Minuten weiterköcheln lassen.

3. Die Suppe mit Kräutersalz abschmecken und mit Petersilie bestreuen.

Bratkartoffeln mit Rosenkohl

■ Kohlenhydratgericht
Für 1 Portion
Zubereitungszeit: ca. 30 Min.
ca. 395 kcal

200 g am Vortag gegarte Pellkartoffeln
1/2 Zwiebel
1 EL kaltgepresstes Sonnenblumenöl
1/2 TL Kräutersalz
250 g TK-Rosenkohl
1/2 TL vegetarische Gemüsebrühe
(Instantpulver)
1 Msp. geriebene Muskatnuss
1 EL Butter

1. Die Kartoffeln pellen und in Scheiben schneiden. Die Zwiebel schälen, fein würfeln und in dem Öl glasig dünsten.

2. Nun die Kartoffelscheiben hinzufügen, alles mit dem Kräutersalz würzen und bei nicht zu starker Hitzezufuhr so lange braten, bis die Kartoffeln goldgelb sind.

3. In der Zwischenzeit den Rosenkohl mit wenig Wasser aufsetzen und mit der Instantbrühe sowie Muskatnuss würzen.

4. Den Rosenkohl im geschlossenen Topf 8 bis 12 Minuten köcheln lassen und das Gemüse danach mit einer Schaumkelle herausnehmen.

5. Die Butter in einer Pfanne zart bräunen und über das Gemüse gießen. Es zusammen mit den Bratkartoffeln servieren.

GESUNDHEITSTIPP

Dem grünen Tee werden eine Vielzahl positiver Eigenschaften nachgesagt. Er senkt den Blutdruck, beschleunigt den Stoffwechsel, entschlackt, entgiftet, bekämpft Müdigkeit, belebt den Geist und erweitert das Bewusstsein. Er soll sogar vorbeugend gegen einige Krebsarten wirken. Von weiteren positiven Effekten berichten japanische und amerikanische Forschungsarbeiten, dass z. B. von grünem Tee eine vorbeugende Wirkung gegen Arteriosklerose auszugehen scheint. Auch verbessert sich der erhöhte Blutfettspiegel und erhöhte Leberwerte würden sinken. Gönnen Sie sich also öfter mal eine Tasse grünen Tee.

111

Radieschencreme mit Kartoffeln

■ Kohlenhydratgericht
Für 1 Portion
Zubereitungszeit: ca. 30 Min.
ca. 190 kcal

3 Kartoffeln
Salz
125 g Quark, 20 % Fett
1 Bund Radieschen
2 EL Schnittlauchröllchen
einige Salatblätter

1. Die Kartoffeln unter fließendem Wasser gut abbürsten und in Salzwasser als Pellkartoffeln garen.

2. Inzwischen den Quark mit Salz abschmecken. Die Radieschen waschen, putzen und in dünne Scheiben schneiden. Die Schnittlauchröllchen (bis auf 1 Teelöffel) und die Radieschen unter den Quark heben.

3. Die Radieschencreme auf einem Teller auf den gewaschenen Salatblättern anrichten und mit dem restlichen Schnittlauch bestreuen. Die Kartoffeln daneben legen.

Spinat-Reis-Pfanne

■ Kohlenhydratgericht
Für 1 Portion
Zubereitungszeit: ca. 30 Min.
ca. 575 kcal

300 g Blattspinat
150 g rosa Champignons
1 Zwiebel
1 Knoblauchzehe
1 EL Öl
125 g gekochter Naturreis
  (ca. 50 g Rohgewicht)
Salz
60 g geriebener Käse, 60 % Fett,
  (z. B. Rahmgouda)

1. Den Spinat verlesen, gründlich waschen und grob hacken. Die Champignons waschen, putzen und in Scheiben schneiden. Die Zwiebel schälen und würfeln.

2. Das Öl in einem Topf erhitzen, Pilze und Zwiebel darin anbraten. Den Reis und die geschälte, zerdrückte Knoblauchzehe dazugeben und alles mit Salz würzen. Eventuell etwas Wasser dazugießen.

3. Den Spinat nach und nach zum Reis geben, zusammenfallen lassen. Das Gericht nochmals mit Salz abschmecken, dann mit dem geriebenen Käse bestreuen.

Paprikagemüse mit Reis

■ Kohlenhydratgericht
Für 1 Portion
Zubereitungszeit: ca. 30 Min.
ca. 350 kcal

50 g Naturreis (roh gewogen)
150 g Möhren
250 g rote, gelbe und grüne Paprikaschoten
1 Gemüsezwiebel
10 g Butter
1/4 l Wasser
1 gepresste Knoblauchzehe
1 Msp. Cayennepfeffer
1/2 TL Rosenpaprika
1/2 TL Paprika, edelsüß
1 TL vegetarische Gemüsebrühe
   (Instantpulver)
1 EL süße Sahne

1. Den Reis waschen und über Nacht in Wasser einweichen. Am nächsten Tag in 25 Minuten bei milder Hitze ausquellen lassen.

2. In der Zwischenzeit das Gemüse putzen und zerkleinern.

3. Die Butter in einem Topf schmelzen lassen, das Gemüse hinzufügen, das Wasser auffüllen und zugedeckt bei schwacher Hitze 15 bis 18 Minuten köcheln.

4. Mit den Gewürzen und der Brühe abschmecken.

5. Den gekochten Reis gut abtropfen lassen und mit dem Gemüse vermischen. Mit der Sahne legieren und sofort servieren.

GESUNDHEITSTIPP

Reis gilt nicht nur wegen seiner stark entwässernden Wirkung als ideales Schlankheitsmittel, er wird auch bei Rheuma und Herzerkrankungen als Diät empfohlen. Im ungeschälten Reis befinden sich viele wertvolle Mineralien wie Kalium, Eisen, Magnesium und Phosphor sowie wichtige B-Vitamine.

Nudeln mit Paprika-Pilz-Sauce

■ Kohlenhydratgericht
Für 1 Portion
Zubereitungszeit: ca. 45 Min.
ca. 390 kcal

Für die Sauce:
175 g kleine Champignons
1 EL Butter
1 kleine rote Paprikaschote
1 EL feines Weizenvollkornmehl
$^1/_8$ l vegetarische Gemüsebrühe
  (Instantpulver)
$^1/_2$ TL Paprikapulver, rosenscharf
1 Msp. Cayennepfeffer
$^1/_4$ TL Majoran
$^1/_2$ TL Kräuter der Provence
1–2 EL süße Sahne

Außerdem:
60 g rohe Vollkornnudeln
Meersalz

1. Die Pilze nach Belieben in Scheiben schneiden oder ganz lassen und in der Butter anbraten. Das Kerngehäuse der Paprikaschote entfernen und das Fruchtfleisch in schmale Streifen schneiden.

2. Nun bereits das Kochwasser für die Nudeln aufsetzen. Den Paprika zu den Pilzen geben, alles mit dem Vollkornmehl bestäuben und es kurz anschwitzen lassen. Mit der Gemüsebrühe ablöschen und die Sauce unter Rühren 5 bis 8 Minuten köcheln lassen.

3. Inzwischen die Nudeln in 10 bis 12 Minuten in leicht gesalzenem Wasser bissfest garen. Die Sauce mit den Gewürzen und den Kräutern abschmecken und mit der süßen Sahne verfeinern. Die Nudeln abgießen und zusammen mit der Sauce im tiefen Teller anrichten.

WOHLFÜHLTIPP

Eine gute Möglichkeit einen kritischen Tag aufzulockern, ist positives Denken. Negative Selbstbilder schaden dem Unterbewusstsein. Deshalb: Coachen Sie sich selbst. Wichtig ist dabei die gerade Körperhaltung. Kopf hoch und die Schultern zurück, ist die beste Methode, Stand und Dynamik in das Leben zu bringen.

Petersiliengnocchi mit Lauchgemüse

■ Kohlenhydratgericht
Für 1 Portion
Zubereitungszeit: ca. 1 Std.
Abkühlzeit: ca. 1 Std.
ca. 360 kcal

Für die Gnocchi:
250 g mehlig kochende Kartoffeln
1 Eigelb
2 EL Vollkornmehl
1 EL gehackte Petersilie
1/4 TL geriebene Muskatnuss
1/2 TL Kräutersalz

Für das Gemüse:
250 g Lauch
1 Knoblauchzehe
1 EL gehackter Estragon
1 EL gehackter Kerbel
40 g Schafskäse, in Lake eingelegt (Feta)

1. Die Kartoffeln waschen, in etwas Wasser gar kochen, schälen und abkühlen lassen. Den Lauch putzen, gründlich waschen und in feine Streifen schneiden. Den Knoblauch schälen und durch die Presse drücken.

2. Die Kartoffeln durch ein feinmaschiges Sieb passieren oder durch die Kartoffelpresse drücken. Die Masse mit Eigelb, Mehl, Petersilie, Muskat und Kräutersalz verkneten.

3. In einem Topf sehr wenig Wasser aufkochen und den Lauch sowie den Knoblauch hineingeben. Beides kurz andünsten und dann bei kleiner Hitze zugedeckt 6 bis 8 Minuten garen. Die Kräuter und den zerbröckelten Schafskäse dazugeben und den Käse leicht schmelzen lassen.

4. Inzwischen für die Gnocchi reichlich leicht gesalzenes Wasser in einem weiteren Topf zum Kochen bringen. Aus dem Kartoffelteig kleine ovale Bällchen formen und diese mit einer Gabel flach drücken.

5. Nun die Gnocchi in das kochende Wasser geben. Die Hitze reduzieren und die Gnocchi im leicht siedenden Wasser etwa 3 Minuten gar ziehen lassen, bis sie an die Oberfläche steigen. Die Gnocchi mit dem Gemüse servieren.

KÜCHENTIPP

Die Gnocchi lassen sich sehr gut auf Vorrat hestellen. Wenn Sie die doppelte Menge Teig bereite, können Sie die nicht benötigten Gnocchi einfrieren.

Käserisotto mit grünem Spargel

■ Kohlenhydratgericht
Für 1 Portion
Zubereitungszeit: ca. 50 Min.
ca. 410 kcal

1/2 Zwiebel
1 EL kaltgepresstes Olivenöl
60 g Naturreis
ca. 125 ml vegetarische Gemüsebrühe
(Instantpulver)
150 g grüner Spargel
1 Msp. Meersalz
30 g Butterkäse (mind. 60% Fett i. Tr.)
2 EL gehackter Kerbel

1. Die Zwiebel schälen und fein würfeln. Das Öl in einem Topf erhitzen und die Zwiebelwürfel darin andünsten. Den Reis hinzufügen und glasig werden lassen. Die Brühe dazugießen, alles aufkochen lassen und den Reis zugedeckt bei kleiner Hitze in etwa 40 Minuten ausquellen lassen.

2. Inzwischen den Spargel waschen und eventuell die Enden abschneiden. Den Spargel schräg in etwa 3 cm lange Stücke schneiden. Diese in reichlich leicht gesalzenem Wasser in etwa 15 Minuten bissfest kochen.

3. Den Käse in kleine Würfel schneiden und in dem fertig gegarten Reis schmelzen lassen. Den Spargel und den Kerbel unter den Reis heben.

Nudeln mit Pilzen

■ Kohlenhydratgericht
Für 1 Portion
Zubereitungszeit: ca. 30 Min.
ca. 415 kcal

250 g gemischte, frische Pilze
(z. B. braune Champignons,
Austernpilze, Pfifferlinge, Stein- oder
Waldpilze)
1/2 Zwiebel
60 g Vollkornbandnudeln
etwas Meersalz
1 EL kaltgepresstes Sonnenblumenöl
1/2 TL Kräutersalz
2 EL süße Sahne
1 EL Majoranblättchen

1. Die Pilze putzen, waschen, trockenreiben, klein schneiden. Die Zwiebel schälen und fein würfeln.

2. Die Nudeln in leicht gesalzenem Wasser bissfest garen, dann abgießen, gut abtropfen lassen und warm halten.

3. Während die Nudeln kochen, das Öl in einer Pfanne erhitzen und die Zwiebelwürfel darin glasig dünsten. Die Pilze hinzufügen und unter Wenden braten, bis die ausgetretene Flüssigkeit verdampft ist.

4. Das Ganze mit dem Kräutersalz würzen, mit der Sahne verfeinern, mit dem Majoran bestreuen und zusammen mit den Nudeln servieren.

Sommergemüse mit Kartoffeln vom Blech

■ Kohlenhydratgericht
Für 1 Portion
Zubereitungszeit: ca. 35 Min.
ca. 480 kcal

200 g kleine, fest kochende Kartoffeln
1 1/2 EL kaltgepresstes Olivenöl
1 TL Kümmelsamen
1/2 rote Paprikaschote
1/2 Zucchino (ca. 100 g)
2 Schalotten
1 kleine Knoblauchzehe
1/4 TL Thymian
1/4 TL Rosmarin
1/2 TL Kräutersalz
65 g Joghurt (3,5 % Fett)
1 EL saure Sahne
1 Zweig frische Minze
etwas Meersalz

1. Den Backofen auf 200 °C vorheizen. Die Kartoffeln waschen und mit einer Bürste kräftig abreiben. Sie anschließend der Länge nach halbieren.

2. Ein Backblech mit der Hälfte des Öles bestreichen, etwas Kümmel darauf verteilen und die Kartoffeln mit der Schnittfläche auf das Blech setzen. Das Ganze auf der mittleren Schiene in den vorgeheizten Ofen schieben und etwa 10 Minuten backen.

3. In der Zwischenzeit das Gemüse waschen und putzen. Die Paprikaschoten halbieren, entkernen und das Fruchtfleisch in etwa 3 cm große Stücke schneiden. Die Aubergine etwa 2 cm groß würfeln und den Zucchino in 1/2 cm dicke Scheiben schneiden.

4. Die Schalotten und den Knoblauch schälen. Die Schalotten in dünne Spalten schneiden und den Knoblauch fein hacken. Beides mit dem Gemüse in eine Schüssel geben.

5. Das restliche Olivenöl und die Kräuter zu dem Gemüse und dem Knoblauch geben. Alles in der Schüssel mischen und mit dem Kräutersalz würzen. Die Gemüsemischung nach etwa 10 Minuten Garzeit der Kartoffeln (je nach Dicke der Kartoffeln ist die Garzeit eventuell 5 Minuten länger) auf diesen verteilen. Alles im Ofen weitere 20 Minuten backen.

6. In der Zwischenzeit den Joghurt und die Sahne in eine Schüssel geben und cremig rühren. Die Minze waschen, trockentupfen und die Blätter von den Stielen zupfen. Sie danach in feine Streifen schneiden und zu dem Joghurt geben. Das Ganze mit Kräutersalz abschmecken.

7. Das Gemüse und die Kartoffeln nach 30 bis 35 Minuten aus dem Ofen nehmen und zusammen mit der Sauce servieren.

Lachspizza

■ Kohlenhydratgericht
Für 4 Portionen
Zubereitungszeit: ca. 1 Std.
Backzeit: ca. 18 Min.
ca. 420 kcal

Für den Teig:
1 Würfel Hefe (42 g)
200 g feines Dinkelvollkornmehl
1 TL kaltgepresstes Olivenöl
1 TL Meersalz
etwas Butter für die Form

Für den Belag:
1 große Gemüsezwiebel
2 EL kaltgepresstes Olivenöl
1 TL Kräutersalz
1 TL Oregano

Außerdem:
150 g saure Sahne
$1/_2$ TL Meersalz
1 EL gehackter Dill
200 g Graved Lachs
1–2 Dillzweige

1. Die Hefe in 130 ml warmem Wasser auflösen und mit der Hälfte des Vollkornmehls zu einem Vorteig verrühren. Diesen etwa 20 Minuten an einem warmen Ort gehen lassen.

2. Anschließend das restliche Mehl, Olivenöl und das Meersalz hinzufügen und alles zu einem geschmeidigen Teig verkneten.

3. Eine Pizza- oder Kuchenform (28 cm $\varnothing$) mit Butter ausfetten, den Teig gleichmäßig auf dem Boden verteilen und mit einer Gabel mehrmals einstechen. Ihn anschließend nochmals etwa 20 Minuten zugedeckt an einem warmen Ort gehen lassen, bis er etwa doppelt so dick ist.

4. Inzwischen die Zwiebel schälen und in feine Streifen schneiden. Den Backofen auf 200 °C vorheizen.

5. Die Zwiebel in dem Olivenöl andünsten und mit dem Kräutersalz und dem Oregano würzen. Sie dann auf dem Teig verteilen.

6. Die Pizzaform in den Backofen stellen und in etwa 15 bis 18 Minuten backen.

7. Inzwischen die saure Sahne mit dem Meersalz und dem gehackten Dill verrühren und mit dem Lachs auf der gebackenen, noch heißen Pizza verteilen. Mit den Dillzweigen garnieren.

KÜCHENTIPP

Hefeteig gelingt am besten, wenn Sie die Zutaten leicht anwärmen. Vorsicht mit Salz! Im Vorteig sollte das Salz nicht mit der Hefe in Berührung kommen.

Kräuter-Gemüse-Pfannkuchen mit Forellencreme

■ Kohlenhydratgericht
Für 1 Portion
Zubereitungszeit: ca. 35 Min.
ca. 440 kcal

Für die Pfannkuchen:
50 g Vollkornweizenmehl
1/2 TL Weinsteinbackpulver
85 ml Wasser
1 frisches Eigelb
1/2 TL Kräutersalz
1 EL fein gehackte Petersilie
1 EL Schnittlauchröllchen
100 g grüne Bohnen
1 große Möhre
1 EL kaltgepresstes Olivenöl

Für die Forellencreme:
1 geräuchertes Forellenfilet ohne Haut
1 EL Speisequark (20 % Fett i. Tr.)
1 EL süße Sahne
1 EL fein geschnittener Dill
1 TL abgeriebene Schale einer
*   unbehandelten Zitrone*

1. Das Mehl mit dem Backpulver mischen und mit 85 ml Wasser, dem Eigelb und etwas Kräutersalz glatt rühren. Die Petersilie und den Schnittlauch unterrühren.

2. Das Forellenfilet mit einer Gabel fein zerdrücken und mit Quark, Sahne, Dill und Zitronenschale verrühren.

3. Die Bohnen waschen und die Fäden abziehen. Die Bohnen dann in 3 cm lange Stücke schneiden. Die Möhre waschen, putzen, schaben und in Scheiben schneiden. Die Bohnen und die Möhre zusammen in etwas Wasser in etwa 10 Minuten bissfest dünsten.

4. Inzwischen das Öl in einer beschichteten Pfanne erhitzen. Aus dem Teig einen Pfannkuchen backen.

5. Das Gemüsewasser abgießen und das Gemüse mit dem restlichen Kräutersalz würzen. Den Pfannkuchen mit dem Gemüse belegen und zusammenklappen. Die Forellencreme dazu servieren.

KÜCHENTIPP

Wenn Sie die abgekühlten, ungefüllten Kräuterpfannkuchen in Streifen schneiden, haben Sie eine hervorragende Beilage zu einem neutralen gemischten Salat.

Reispfanne nach Bauernart

■ Kohlenhydratgericht
Für 1 Portion
Zubereitungszeit: ca. 40 Min.
Quellzeit: über Nacht (ca. 8 Stunden)
ca. 460 kcal

60 g Naturreis
1 Möhre
150 g Austernpilze
1 kleine Zwiebel
1 EL Butter
50 g TK-Mais
50 g TK-Erbsen
65 ml vegetarische Gemüsebrühe
   (Instantpulver)
1/2 TL Kräutersalz
1 EL gehackte Petersilie

1. Den Reis in einen Topf geben, mit 1/2 l Wasser bedecken und über Nacht quellen lassen.

2. Am nächsten Tag den Reis zugedeckt ungefähr 25 Minuten bei milder Hitze garen. Abgießen.

3. In der Zwischenzeit die Möhre putzen, schälen und in dünne Scheiben schneiden. Die Austernpilze putzen, mit einem feuchten Tuch vorsichtig abreiben und in dünne Streifen schneiden.

4. Die Zwiebel schälen und in Ringe schneiden. Die Butter in einer Pfanne zerlassen und die Zwiebelringe darin glasig dünsten.

5. Möhren und Pilze sowie Mais und Erbsen (beides unaufgetaut) hinzufügen und unter Rühren kurz mitdünsten lassen. Die Gemüsebrühe angießen und alles bei geringer Hitze etwa 10 Minuten zugedeckt garen.

6. Den abgetropften Reis zum Gemüse geben. Alles locker mischen und kurze Zeit ziehen lassen. Eventuell mit dem Kräutersalz nachwürzen. Zuletzt die Reispfanne mit der gehackten Petersilie bestreuen.

VARIATION

Dieses Gericht schmeckt auch mit gegarter Hirse oder mit Buchweizen sehr gut.

GESUNDHEITSTIPP

Trinken Sie regelmäßig täglich etwa 1 1/2 bis 2 l Flüssigkeit in Form von Wasser oder Tee. Dies unterstützt den Fettabbau und hilft den Nieren und Darm bei der Ausscheidung. Auch Gemüse, Salat, Rohkost und Obst enthalten viel Wasser. Nicht gerechnet werden sollte: Kaffee, schwarzer Tee, alkoholische Getränke, süße Limonaden, salzige Suppen und Saucen.

Spaghetti mit Mangoldgemüse

■ Kohlenhydratgericht
Für 1 Portion
Zubereitungszeit: ca. 25 Min.
ca. 490 kcal

1/2 Zwiebel
1 kleine Knoblauchzehe
1 Stange Bleichsellerie
200 g Mangold
60 g Vollkornspaghetti
1/2 TL Meersalz
1 EL kaltgepresstes Olivenöl
150 ml vegetarische Gemüsebrühe
(Instantpulver)
1 TL gehackter Thymian
1 TL gehackter Rosmarin
35 g Doppelrahmfrischkäse
1 TL feines Vollkornmehl

1. Die Zwiebel schälen und fein würfeln. Den Knoblauch schälen und durch die Presse drücken. Den Bleichsellerie waschen, putzen und in dünne Scheiben schneiden.

2. Den Mangold waschen, putzen und die Blätter von den Stielen schneiden. Beides in breite Streifen schneiden.

3. Für die Spaghetti reichlich leicht gesalzenes Wasser zum Kochen bringen und die Nudeln darin in 8 bis 11 Minuten bissfest garen.

4. Inzwischen das Öl erhitzen und die Zwiebel und den Knoblauch darin glasig dünsten. Den Sellerie, die Mangoldstiele und die Brühe dazugeben und alles aufkochen lassen. Dann die Kräuter hinzufügen und das Gemüse bei kleiner Hitze etwa 10 Minuten garen.

5. Die Mangoldblätter zum Gemüse geben und alles weitere 3 bis 4 Minuten garen. Dann den Frischkäse unter gelegentlichem Umrühren im Gemüse schmelzen lassen. Das Mehl mit etwas Wasser anrühren, in die Sauce einrühren und kurz aufkochen lassen. Das Gemüse zu den Spaghetti servieren.

VARIATION

Statt Mangold können Sie auch Blattspinat nehmen.

GESUNDHEITSTIPP

Bevorzugen Sie Speisen mit einem hohen Kaliumgehalt wie Gemüse, Salate, Rohkost, Obst, Kartoffeln, Bananen, getrocknete Aprikosen. Kalium ist der Gegenspieler von Natrium und ist fähig, überschüssiges Gewebewasser über die Nieren abzuführen. Natrium hingegen bindet das Wasser im Körper und wirkt gewebeauftreibend. Schränken Sie aus diesem Grund den Verzehr von Wurst, Schinken und Gepökeltem ein.

121

Gefüllte Salatgurke aus der Pfanne

■ Kohlenhydratgericht
Für 1 Portion
Zubereitungszeit: ca. 35 Min.
ca. 460 kcal

1 kleine Salatgurke
5 grüne Oliven ohne Stein
1 Knoblauchzehe
75 g Ziegenfrischkäse
200 g kleine Kartoffeln
1/2 Zwiebel
1 EL kaltgepresstes Olivenöl
1/2 EL feines Dinkelschrot
100 ml vegetarische Gemüsebrühe
(Instantpulver)
1 EL fein geschnittener Dill

1. Die Gurke waschen, quer halbieren und der Länge nach jeweils eine etwa 1 cm dicke Scheibe abschneiden. Die Gurke nun aushöhlen. Den abgeschnittenen Deckel schälen und in kleine Würfel schneiden.

2. Die Oliven fein hacken. Den Knoblauch schälen und durch die Presse drücken. Den Ziegenkäse mit den Oliven und dem Knoblauch verrühren. Die Gurke mit der Käsecreme füllen.

3. Nun die Kartoffeln in der Schale in wenig Wasser gar kochen.

4. Die Zwiebel schälen und fein würfeln. Das Öl in einer Pfanne erhitzen und die Zwiebel darin glasig dünsten. Das Schrot darunter rühren. Das ausgehöhlte Gurkenfruchtfleisch und die Gurkenstückchen dazugeben. Die Brühe unter Rühren angießen und alles aufkochen.

5. Die gefüllten Gurken in die Pfanne setzen und bei kleiner Hitze zugedeckt etwa 15 Minuten garen. Den Dill hinzufügen und die Gurken mit der Sauce und den Pellkartoffeln anrichten.

GESUNDHEITSTIPP

Knoblauch, das uralte Heilmittel hat bis heute nicht an Wert verloren. Seine Wirkstoffe desinfizieren den gesamten Verdauungstrakt. Die frische Knolle wirkt antibiotisch, da sie reich an Allicin ist. So bietet sie Schutz gegen Infektionskrankheiten aller Art, senkt den Cholesterin- und Blutfettspiegel, hilft gegen Arteriosklerose und ist gut fürs Herz. Knoblauch enthält zudem die Vitamine A, B_1 und C sowie die Mineralstoffe und Spurenelemente Magnesium, Eisen, Mangan, Kupfer, Zink und Jod.
Inzwischen hat sich dieses Gewürz auch in unserer Küche einen festen Platz erobert. Viele Speisen erhalten erst durch Knoblauch den letzten Pfiff.

Hirserisotto mit Pinienmöhren

■ Kohlenhydratgericht
Für 1 Portion
Zubereitungszeit: ca. 45 Min.
ca. 420 kcal

Für das Risotto:
1/2 Stange Lauch
1 kleine Knoblauchzehe
1 EL kaltgepresstes Olivenöl
50 g Hirse
200 ml vegetarische Gemüsebrühe
(Instantpulver)

Für die Pinienmöhren:
1 EL Schmand (saure Sahne extra)
1 TL Honig
2 EL gehackte Petersilie
1 EL Pinienkerne
1 Bund junge Möhren (je nach Größe)
1/4 TL Meersalz

1. Den Lauch gründlich waschen, putzen und in feine Streifen schneiden. Den Knoblauch schälen und durch die Presse drücken.

2. Das Öl erhitzen und die Hirse unter Rühren darin andünsten. Die Brühe dazugeben, aufkochen. Die Hirse bei kleiner Hitze zugedeckt in etwa 15 Minuten ausquellen lassen.

3. Den Schmand mit Honig und Petersilie verrühren. Die Pinienkerne in einer Pfanne ohne Fett unter Rühren goldbraun rösten.

4. Nun den Lauch und den Knoblauch zur Hirse geben und alles noch 5 Minuten weitergaren.

5. Inzwischen die Möhren waschen, putzen und schaben. Dabei etwa 1 cm vom Blattansatz stehen lassen. Wenn die Möhren relativ dick sind, sie der Länge nach halbieren oder aber vierteln.

6. Die Möhren in etwas leicht gesalzenem Wasser in etwa 5 Minuten bissfest dünsten. Dann das Wasser abgießen, den vorbereiteten Schmand unter die Möhren heben und die Pinienkerne darüber streuen. Die Möhren mit dem Hirserisotto anrichten.

GESUNDHEITSTIPP

Eine Ernährungsumstellung, besonders auf Gemüse und Rohkost, verursacht bei manchen Menschen unangenehme Blähungen. Das kann am ungenügenden Kauen und Einspeicheln der Speisen liegen, oder an den in der Nahrung befindlichen organischen Verbindungen. Diese lassen die Nahrung im Darm aufschäumen und hindern so die Luft am Entweichen.
Ein vorzügliches Mittel zur Linderung und Vorbeugung der oft schmerzhaften Gasbildung im Darm ist Kümmel, z. B. als Kümmeltee in Verbindung mit Fenchel.

Desserts

Himbeersorbet

■ Eiweißgericht
Für 1 Portion
Gefrierzeit: 2–3 Std.
Zubereitungszeit: ca. 20 Min.
ca. 150 kcal

100 g frische oder TK-Himbeeren
90 g Sahnedickmilch
1–2 EL Frutilose
  (Obstdicksaft aus dem Reformhaus)
1 EL Zitronensaft

1. Die frischen Himbeeren verlesen und kurz waschen. Gefrorene Früchte etwas antauen lassen. Einige Beeren für die Garnitur beiseite legen.

2. Die Früchte nun mit dem Schneidstab pürieren. Das Himbeermus nach Belieben durch ein Sieb streichen, um so die Kernchen zu entfernen.

3. Die Sahnedickmilch mit der Frutilose und dem Zitronensaft verrühren. Mit dem Himbeerpüree mischen.

4. Die Masse in eine gut verschließbare Schüssel füllen und sie 2 bis 3 Stunden ins Gefrierfach stellen. Das Sorbet zwischendurch immer wieder umrühren.

5. Es nach der Gefrierzeit in ein Dessertglas geben und mit den restlichen Himbeeren garnieren.

Erdbeereis

■ Eiweißgericht
Für 1 Portion
Zubereitungszeit: ca. 10 Min.
ca. 191 kcal

200 g tiefgekühlte Erdbeeren
50 g Sahnedickmilch
1 EL Ahornsirup

1. Die Erdbeeren leicht antauen lassen und im Mixer mit der Sahnedickmilch pürieren.

2. Mit dem Ahornsirup süßen.

KÜCHENTIPPS

■ Auch mit tiefgekühlten Himbeeren lässt sich dieses schmackhafte Eis herstellen.

■ Statt Sahnedickmilch können Sie auch 100 g Naturjoghurt mit 75 g saurer Sahne mischen.

Schlemmerjoghurt mit Orangen

■ Eiweißgericht
Für 1 Portion
Kühlzeit: ca. 2 Std.
Zubereitungszeit: ca. 15 Min.
ca. 230 kcal

2 Blatt weiße Gelatine
1 Orange
150 g Joghurt, 3,5 % Fett
1 EL Frutilose
3 frische Minzeblättchen

1. Die Gelatine etwa 10 Minuten in kaltem Wasser quellen lassen.

2. Inzwischen die Schale der Orange abschneiden und auch die weiße Außenhaut entfernen. Die Filets mit einem scharfen Messer herauslösen und klein schneiden. Verbleibende Fruchtreste auspressen, Saft auffangen.

3. Die Orangenstücke und den Saft mit dem Joghurt verrühren und das Ganze mit der Frutilose süßen.

4. Nun die Gelatine ausdrücken und in einem Topf bei milder Hitze auflösen. Dann in die Joghurtmischung gießen und gut durchrühren.

5. Das Dessert in eine kleine Schale füllen und im Kühlschrank etwa 2 Stunden erstarren lassen.

6. Zum Servieren den Schlemmerjoghurt mit Minzeblättchen garnieren.

Sauerkirschsuppe

■ Eiweißgericht
Für 1 Portion
Kühlzeit: ca. 1 Std.
Zubereitungszeit: ca. 30 Min.
ca. 130 kcal

100 g Sauerkirschen
150 ml Wasser
2 EL Birnendicksaft
1–2 EL pflanzl. Bindemittel
2 EL Buttermilch

1. Die Kirschen waschen, entsteinen und in einen Topf geben. Mit Wasser auffüllen und mit dem Dicksaft süßen.

2. Zugedeckt bei kleiner Hitze 10 bis 15 Minuten köcheln.

3. Die Suppe leicht verschlagen, mit dem Bindemittel binden und kalt stellen.

4. Vor dem Servieren die Buttermilch locker unterheben.

WOHLFÜHLTIPP

Verwenden Sie mal ein ätherisches Öl, um sich aufzuheitern. Zum Beispiel Vanille. Kaum ein anderes Öl hat die Gabe, so angenehm die Sonnenseite des Lebens darzustellen. Der süß-liebliche Geruch der Vanille überbringt Ihnen die Botschaft: „Das Leben ist zum Genießen da."

Hirsejoghurt mit Heidelbeeren

■ Kohlenhydratgericht
Für 1 Portion
Zubereitungszeit: ca. 15 Min.
ca. 232 kcal

25 g Hirse, fein gemahlen
90 ml Wasser
1 TL Honig
$1/2$ TL Zimt
$1/2$ TL abgeriebene Schale einer
unbehandelten Zitrone
75 g Joghurt, 3,5 % Fett
2 EL Heidelbeeren (frisch oder TK)
1 TL Mandelsplitter

1. Die Hirse mit dem Wasser unter Rühren zum Kochen bringen und bei milder Hitze etwa 5 Minuten quellen lassen. Auf ausgeschalteter Platte noch 5 Minuten nachquellen lassen. Ab und zu umrühren, dann kühl stellen.

2. Mit dem Honig, dem Zimt, der abgeriebenen Zitronenschale abschmecken und den Joghurt unterrühren. Zum Schluss die gewaschenen und gut abgetropften Heidelbeeren unterheben.

3. Den Hirsejoghurt in eine Schale füllen und mit den Mandelsplittern bestreut servieren.

Ananasdessert

■ Eiweißgericht
Für 1 Portion
Zubereitungszeit: ca. 10 Min.
ca. 215 kcal

2 EL Kokosraspel
2 Scheiben frische Ananas, ohne Schale
2 EL geschlagene Sahne

1. Die Kokosraspeln in einer beschichteten Pfanne ohne Fettzugabe leicht rösten.

2. Die Ananasscheiben in den Kokosraspeln wenden und auf einen Teller legen. Die geschlagene Sahne zu dem Ananasdessert reichen.

SCHÖNHEITSTIPP

Verrühren Sie 2 Esslöffel süße Sahne mit 1 Teelöffel Kochsalz. Die leicht sandige Masse in die Gesichtshaut einmassieren, kurz einwirken lassen und mit lauwarmen Wasser abspülen.
Das Sahne-Salz-Peeling eignet sich für den gesamten Körper. Dementsprechend muss die Menge erhöht werden. Nach diesem pflegenden Peeling ist die Haut hinterher weicher, kann besser atmen und ist für eine weitere Pflege aufnahmefähiger.

Vanille-Buttermilch-Gelee mit Aprikosen

■ Eiweißgericht
Für 1 Portion
Quellzeit: ca. 6 Std.
Kühlzeit: ca. 3 Std.
ca. 310 kcal

50 g ungeschwefelte, getrocknete Aprikosen
1/4 Vanilleschote
100 g Buttermilch
1 1/2 Blatt weiße Gelatine
2 EL flüssiger Honig
1/2 EL Birnendicksaft

1. Die Aprikosen sehr klein würfeln und in eine Schüssel geben. Mit 150 ml Wasser übergießen und etwa 6 Stunden quellen lassen.

2. Die Vanilleschote der Länge nach aufschlitzen und das schwarze Mark mit einem spitzen Messer gründlich herausschaben. Zusammen mit dem Honig in die Buttermilch geben und sorgfältig verrühren.

3. Die Gelatine in wenig kaltem Wasser einweichen und etwa 10 Minuten quellen lassen. Das Wasser bis auf einen kleinen Rest abgießen und die Gelatine in einem Topf vorsichtig erhitzen, bis sie sich aufgelöst hat.

4. Die aufgelöste Gelatine anschließend unter die Buttermilch mischen. Das Ganze durch ein feines Sieb in 1 Glasschälchen gießen. Das Buttermilchgelee für mindestens 3 Stunden kühl stellen.

5. Die Aprikosen vor dem Servieren zusammen mit der Quellflüssigkeit und dem Birnendicksaft in einem kleinen Topf unter Rühren leicht erwärmen.

6. Das Glasschälchen mit dem Gelee kurz in heißes Wasser tauchen. Es danach auf 1 Dessertteller stürzen, sodass das Gelee in der Mitte des Tellers ist. Die Aprikosensauce um das Buttermilchgelee gießen.

Vanillecreme mit Himbeeren

■ Eiweißgericht
Für 1 Portion
Zubereitungszeit: ca. 15 Min.
Kühlzeit: 2–3 Std.
ca. 260 kcal

2 Blatt weiße Gelatine
50 g süße Sahne
75 ml Wasser
1/2 TL gemahlene Vanille
1/2 EL abgeriebene Schale einer
   unbehandelten Zitrone
25 ml Ahornsirup
100 g Himbeeren
3 Minzeblättchen

1. Die Gelatine für etwa 5 Minuten in kaltem Wasser einweichen.

2. Die Sahne mit dem Wasser in einen Topf geben und zusammen mit der Vanille, der Zitronenschale und dem Ahornsirup etwa 1 bis 2 Minuten bei schwacher Hitze kochen. Das Gemisch danach vom Herd nehmen.

3. Die Gelatine ausdrücken und in der noch heißen Flüssigkeit auflösen. Dann die Vanillecreme abkühlen lassen, dabei gelegentlich umrühren.

4. In der Zwischenzeit die Himbeeren verlesen, waschen und einige Früchte für die Garnitur beiseite legen. Den Rest der Früchte mit einer Gabel grob zerdrücken oder durch ein Sieb streichen. Das Fruchtmus unter die Vanillecreme rühren.

5. Das Ganze in eine Dessertschale füllen und im Kühlschrank 2 bis 3 Stunden erstarren lassen. Mit den restlichen Himbeeren und den Minzeblättchen garnieren.

Walnussmus mit Feigen

■ Kohlenhydratgericht
Für 1 Portion
Zubereitungszeit: ca. 20 Min.
ca. 420 kcal

1 Scheibe Vollkorntoast
1 Eigelb
1 EL neutrales Pflanzenöl
2 EL Walnusskerne
25 g Datteln
1 EL Frutilose
1 frische Feige

1. Die Toastbrotscheibe in Würfel schneiden und in 1/8 l Wasser kurz einweichen. Brotwürfel ausdrücken und mit dem Eigelb verrühren.

2. In einem kleinen Topf 1/2 EL Öl erhitzen. Die Walnüsse darin rösten, etwas abkühlen lassen und fein hacken. 1 TL davon zum Garnieren beiseite stellen. Die Datteln entkernen und ebenfalls fein hacken.

3. Wieder 1/2 EL Öl erhitzen. Die Brotwürfel darin unter Rühren etwa 5 Minuten hellbraun rösten. Datteln sowie Frutilose hinzufügen und kurz mitbraten. Dann die gehackten Walnüsse dazugeben und alles noch einige Minuten weiter rösten.

4. Die Walnussmasse auf einen Teller geben und mit den zurückbehaltenen Walnüssen bestreuen. Die Feige waschen, vierteln und auf dem Teller anrichten.

Aprikosen-Erdbeer-Gefrorenes

■ Eiweißgericht
Für 1 Portion
Zubereitungszeit: ca. 20 Min.
Zeit zum Gefrieren: ca. 1 Tag
ca. 120 kcal

125 g Aprikosen
125 g Erdbeeren
50 g Joghurt

1. Die Aprikosen waschen, entsteinen und vierteln. Die Erdbeeren putzen, waschen und halbieren, einige Hälften beiseite legen.

2. Ein Blech mit Frischhaltefolie auslegen. Das Obst darauf ausbreiten und gut mit Frischhaltefolie abdecken. Im Tiefkühlgerät etwa 1 Tag gefrieren lassen.

3. Das gefrorene Obst zusammen mit dem Joghurt in ein hohes Gefäß geben und mit dem Pürierstab fein mixen.

4. Sofort servieren. Dazu das Aprikosen-Erdbeer-Gefrorene entweder mit einem heißen Esslöffel zu Nocken abstechen oder in einen Spritzbeutel füllen und in ein Dessertschälchen spritzen. Mit den Erdbeerhälften garnieren.

Melonen-Heidelbeer-Dessert

■ Eiweißgericht
Für 1 Portion
Zubereitungszeit: ca. 20 Min.
ca. 150 kcal

1/2 Kantalupe-Melone
75 g Heidelbeeren
125 g Joghurt
1 EL Frutilose
1/2 TL gem. Vanille
2 frische Minzeblätter

1. Die halbe Melone vorsichtig mit einem Löffel aushöhlen. Die Kerne und Fäden entfernen, das Fruchtfleisch fein würfeln. Die Melonenhälfte am unteren Ende flach abschneiden und auf einen Dessertteller stellen.

2. Die Heidelbeeren waschen, gut abtropfen lassen und mit den Melonenwürfeln mischen. Die Obstmischung in die Melonenhälfte füllen.

3. Den Joghurt mit der Frutilose und der Vanille verrühren und auf dem Obst verteilen. Die Minzeblättchen waschen, trockenschütteln und die gefüllte Melonenhälfte damit garnieren.

KÜCHENTIPP

Die Kantalupe-Melone ist eine aromatische, süße, aber auch sehr empfindliche Frucht. Sie sollte nicht länger als 6 Tage gelagert werden.

Trauben-Limetten-Kompott

■ Eiweißgericht
Für 1 Portion
Zubereitungszeit: ca. 15 Min.
ca. 310 kcal

200 g blaue Weintrauben
Saft von 1 Limette
1/2 TL Zimt
1 1/2 EL Frutilose
  (Obstdicksaft aus dem Reformhaus)
1 EL gehackte Walnusskerne

1. Die Trauben waschen, halbieren und mit einem Messer entkernen. Den Limettensaft mit Wasser auf 50 ml auffüllen.

2. Den Saft zusammen mit den Trauben und dem Zimt aufkochen und etwa 2 Minuten bei kleiner Hitze köcheln lassen. Zum Schluss die Frutilose und die gehackten Walnusskerne darunter rühren.

3. Das Kompott erkalten lassen und im Kühlschrank aufbewahren.

KÜCHENTIPPS

■ Probieren Sie das Kompott pur oder gemischt mit Joghurt, Quark oder Dickmilch.
■ Wenn Sie keine Limette zur Hand haben, können Sie stattdessen auch den Saft von 1/2 Zitrone nehmen.

Orangen mit Frischkäse

■ Eiweißgericht
Für 1 Portion
Zubereitungszeit: ca. 15 Min.
ca. 350 kcal

1 Orange
1 EL Orangenlikör
Saft von 1/2 Orange (frisch gepresst)
50 g Doppelrahm-Frischkäse
(z. B. Philadelphia)
1 EL Ahornsirup
einige Minzeblättchen

1. Die Orange schälen, sodass keine weiße Schale mehr am Fruchtfleisch hängt. Die Frucht dann in dünne Scheiben schneiden und anrichten. Mit dem Orangenlikör beträufeln und kalt stellen.

2. Orangensaft und Frischkäse verrühren, mit dem Ahornsirup süßen. Die Creme auf die Orangenscheiben setzen und mit der Minze garnieren.

KÜCHENTIPPS

■ Wenn Sie für dieses Dessert eine unbehandelte Orange verwenden, können Sie die Schalen für eine spätere Weiterverwendung einfrieren.
■ Achten Sie beim Kauf von Orangen auf eine unversehrte Schale und feste, im Verhältnis zur Größe relativ schwere Früchte. Wenn Sie Orangen vorwiegend zum Auspressen kaufen, nehmen Sie eine sehr saftige Sorte.

Eingelegte Feigen

■ Kohlenhydratgericht
Für 1 Portion
Zubereitungszeit: ca. 35 Min.
ca. 160 kcal

75 ml Wasser
1/2 EL Honig
3 frische Feigen
1/2 EL abgeriebene Schale einer
unbehandelten Zitrone
1 EL Wodka nach Belieben

1. Das Wasser zusammen mit dem Honig in einen Topf geben und unter ständigem Rühren zum Kochen bringen.

2. Die Feigen vorsichtig waschen und der Honiglösung hinzufügen. Bei geschlossenem Topf und geringer Hitzezufuhr die Früchte etwa 30 Minuten köcheln lassen. Zwischendurch umrühren.

3. Die Zitronenschale kurz mit erhitzen, dann die Feigen abkühlen lassen und sie zusammen mit dem Saft in eine Dessertschale geben. Nach Belieben mit Wodka abschmecken.

KÜCHENTIPP

Feigen enthalten viel Kalium und reichlich Ballaststoffe. Frische Feigen sollten beim Einkauf weich und möglichst schwer sein. Sie können kaum länger als zwei Tage im Kühlschrank gelagert werden.

Mohnkuchen mit Mascarpone

■ Kohlenhydratgericht
Für 12 Stücke
Zubereitungszeit: ca. 45 Min.
Ruhezeit: ca. 30 Min.
Kühlzeit: 3–4 Std.
ca. 350 kcal

Für den Teig:

125 g kernige Haferflocken
125 g feines Dinkelvollkornmehl
3 TL Weinsteinbackpulver
3 EL flüssiger Honig
1 Eigelb
1 Prise Meersalz
80 g Buttermilch
60 g kalte Butter in Stückchen
etwas Butter für die Form

Für den Belag:

100 g Sahne
80 g frisch gemahlener Mohn
50 g fein gemahlene Hirse
4 EL ungeschwefelte Rosinen
200 g Mascarpone (ital. Frischkäse)
50 ml Ahornsirup
125 g Sahne
50 g fein gehackte, ungesalzene
   Pistazienkerne

1. Die Haferflocken mit Mehl und Backpulver mischen. Honig, Eigelb, Salz, Buttermilch und Butterstückchen hinzufügen. Alles rasch zu einem geschmeidigen Teig verkneten.

2. Eine Springform (26 cm ⌀) mit Butter ausfetten. Den Teig auf einer bemehlten Arbeitsfläche ausrollen und in die Form legen.

3. Den Teig mit einer Gabel mehrmals einstechen und etwa 1/2 Stunde im Kühlschrank ruhen lassen. Den Backofen auf 160 °C vorheizen.

4. Den Boden im Backofen auf der mittleren Schiene etwa 1/4 Stunde backen. Anschließend auskühlen lassen.

5. In der Zwischenzeit für den Belag die Sahne mit 200 ml Wasser verrühren und erhitzen. Mohn, Hirse und die gewaschenen Rosinen hineinrühren. Alles kurz aufkochen und dann unter Rühren etwa 5 Minuten köcheln lassen. Vom Herd nehmen und auskühlen lassen.

6. Den Mascarpone mit der Mohnmischung glatt rühren und mit dem Ahornsirup süßen. Die Sahne steif schlagen und unter die Mascarponecreme heben.

7. Den Belag auf dem Kuchenboden glatt streichen und die gehackten Pistazien darauf streuen. Den Kuchen in der kältesten Zone im Kühlschrank in 3 bis 4 Stunden festwerden lassen.

Gebratene Banane

■ Kohlenhydratgericht
Für 1 Portion
Zubereitungszeit: ca. 10 Min.
ca. 145 kcal

1 TL Butter oder ungehärtete Margarine
1 Banane
1 TL flüssiger Honig

1. Eine beschichtete Pfanne erhitzen und die Butter oder die Margarine darin zerlassen. Die Banane schälen, hineinlegen und im Fett rundherum goldbraun braten.

2. Die Banane auf einen Teller legen und mit dem Honig beträufeln.

Heidelbeerspeise

■ Kohlenhydratgericht
Für 1 Portion
Zubereitungszeit: ca. 10 Min.
ca. 190 kcal

150 g frische oder TK-Heidelbeeren
150 g Naturjoghurt
2 TL Ahornsirup

1. Die Heidelbeeren mit der Gabel zerdrücken.

2. Mit dem Joghurt mischen und dem Ahornsirup süßen.

Exotischer Fruchtsalat

■ Eiweißgericht
Für 1 Portion
Zubereitungszeit: ca. 35 Min.
ca. 200 kcal

1 rosa Grapefruit
1 Mango
1 Tamarillo
1 Kiwi
1 EL weißer Rum
1 EL Frutilose
einige Blätter Minze

1. Die Grapefruit oben und unten flach abschneiden und auf eine Schnittfläche stellen. Mit einem Messer die Schale von oben herunterschneiden, sodass die weiße Haut mitentfernt wird. Die Filets zwischen den Trennwänden herausschneiden, den Fruchtsaft auffangen.

2. Die Mango schälen und in Spalten vom Stein schneiden. Die Tamarillo und die Kiwi schälen und in Scheiben schneiden.

3. Den aufgefangenen Grapefruitsaft mit Rum und Frutilose verrühren. Die Minzeblättchen waschen, trockenschütteln und in feine Streifen schneiden. Die Minze zur Sauce geben und die Früchte darunter mischen. Den Salat etwa 15 Minuten ziehen lassen.

Auswertung
des Fragebogens

Frage 1

Ob Ihre Erwartungen realistisch sind, hängt auch von der Höhe Ihres Übergewichts ab. Stark übergewichtige Personen (30 kg und mehr Übergewicht) können in der ersten Woche 3 bis 5 kg an Gewicht verlieren. In der zweiten und dritten Woche 1,5 bis 2,5 kg, danach wöchentlich etwa 0,5 bis 1,5 kg.

Bei Personen mit 10 bis 20 kg Übergewicht kann es in der ersten Woche auch zu einem starken Gewichtsverlust kommen: 2,5 bis 4 kg. Danach geht es langsamer, etwa 1 bis 2 kg pro Woche.

Bei Personen mit 5 bis 10 kg Übergewicht verläuft die Gewichtsabnahme nicht ganz so rasant. 1 bis 2 kg sind in der ersten Woche üblich. Anschließend verlieren sie 0,4 bis 1 kg pro Woche.

Seien Sie nicht zu ehrgeizig: 7 bis 9 kg pro Woche sind unrealistisch und sicher nicht gesund. Die gesündeste Gewichtsabnahme bei allen Gruppen beträgt nach der zweiten Woche wöchentlich 400 bis 600 g. Berechnen Sie Ihr Übergewicht (s. Seite 14 f.) und setzen Sie sich ein realistisches Ziel fürs Abnehmen.

Frage 2

Antwort **A** und **C** sind falsch: Beide Personen sind fast schon untergewichtig.

Antwort **B** und **D**: Diese beiden Personen haben nach dem Broca-Index (s. Seite 14) Idealgewicht.

Es kommt jedoch auch auf Alter und Körperbau der jeweiligen Person an.

Frage 3

Antwort **B** ist korrekt. In der Tat reicht eine Trennung der Lebensmittel nicht aus. Ganz wichtig ist dabei auch der Verzehr von Gemüse, Salat oder Rohkost. Diese bestehen in der Hauptsache aus Flüssigkeit, die sehr schnell verstoffwechselt wird. Nicht zu vergessen der wichtige Schlankmacher „Kalium", der die Nieren aktiviert und überschüssiges Gewebswasser aus dem Körper entfernt. So ist zum Beispiel mit Käsebroten eine Gewichtsabnahme nicht möglich (auch wenn hier die Trennungsregel beachtet wird). Der hohe Salzgehalt von Brot und Käse fördert die Einlagerung von Wasser im Gewebe. Versorgen Sie sich daher ausreichend mit Kalium, das in fast allen Gemüse- und Obstsorten, insbesondere in Rohkost, reichlich vorhanden ist. Gute Kaliumquellen sind beispielsweise Kartoffeln, getrocknete Aprikosen und Bananen.

Frage 4

Antwort **B** ist richtig. Obst und Gemüse haben in der Trennkost einen hohen Stellenwert. Denn sie liefern dem Körper viele Vitamine, Mineralstoffe, Enzyme und Spurenelemente, die er benötigt, um den Stoffwechsel auf Hochtouren zu bringen. Sie spielen nicht nur eine wichtige Rolle bei der Entgiftung des Körpers, sondern unterstützen auch maßgeblich die Gewichtsabnahme. Außerdem bewirken diese Vitalstoffe, dass Sie sich jung und fit fühlen.

Eine einfache Faustregel besagt:

1 Teil	(= 100 g) Fleisch oder Fisch oder Eier oder Käse und dazu
3–4 Teile	(= 300–400 g) Gemüse, Salate oder Rohkost.

oder

1 Teil	(= 100 g) Naturreis oder Nudeln oder Getreide und dazu
3–4 Teile	(= 300–400 g) Gemüse, Salate oder Rohkost.

oder

1 Teil	(= 200 g) Kartoffeln und dazu
3–4 Teile	(= 300–400 g) Gemüse, Salate oder Rohkost.

Frage 5

Antwort **A** ist richtig. „Neutral" bedeutet nicht kalorienarm, sondern dass diese Lebensmittel sich gut mit der Eiweiß- bzw. der Kohlenhydratverdauung vertragen. Eigentlich müsste die neutrale Kost in zwei Gruppen unterteilt werden. Zur ersten Gruppe gehören Gemüse, Salat, Rohkost, Pilze, Sprossen, Keimlinge und Kräuter. Von diesen Lebensmitteln dürfen Sie so viel essen, wie Sie möchten.

Im Gegensatz dazu sollten Sie mit allen anderen neutralen Lebensmitteln, wie Fetten, gesäuerten Milchprodukten, Vollfettkäse, Wurst-, Fleisch- und Fischwaren vorsichtig umgehen. Ein üppiger Brotbelag, fettreiche Saucen oder gesalzene Räucherwaren beispielsweise behindern ganz massiv die Gewichtsabnahme.

Frage 6

Antwort **B** und **C** sind korrekt. Beim Thema Getränke lässt sich sehr gut zeigen, dass Kalorienzählen alleine nicht ausreicht, um erfolgreich abzunehmen. Die Zusatzstoffe in Diät- oder Lightgetränken führen dazu, dass im Zellgewebe vermehrt Wasser eingelagert wird, was sich natürlich auf der Waage bemerkbar macht. Dieser Effekt wird durch stark gesalzene Speisen noch verstärkt. Ein Teelöffel Salz bindet etwa einen Liter Wasser im Körper.

Anstatt während der Mahlzeiten zu trinken, empfiehlt es sich, zehn Minuten vor und etwa eine Stunde nach dem Essen beliebig viel Früchte- oder Kräutertee, Mineralwasser oder gut verdünnten Obstsäfte zu trinken.

Frage 7

Antwort **B** ist richtig. Die alkoholischen Getränke wurden bei diesem Beispiel zwar mit den „richtigen" Lebensmitteln kombiniert, die Beachtung der Trennungsregel alleine hat aber noch keine schlankmachende Wirkung. Alle Arten von Alkohol behindern eine Gewichtsabnahme. Außerdem belasten sie Leber und Nieren.

Frage 8

Antwort **A** und **C** sind richtig. Kalorienreduzierte Fertiggerichte machen nicht unbedingt schlank. Aromen und geschmacksverstärkende Zusatzstoffe regen den Appetit übermäßig an. Bei beiden Speisen fehlt zudem das schlankmachende Mineral Kalium. Wenn es wieder einmal schnell gehen muss, empfehle ich zum Käsebrötchen reichlich Gemüse, Salat oder Rohkost.

Frage 9

Antwort **C** ist richtig. Wer ohne Frühstück in den Tag startet, wird schneller müde. Und wer abends ein üppiges Menü auftischt, wird sehr wahrscheinlich Probleme mit seiner Verdauung bekommen: Völlegefühl, Sodbrennen und Blähbauch können die Folgen sein.

Viele Menschen sind nicht zuletzt deshalb übergewichtig, weil sie glauben, man könne eingesparte Kalorien für die nächste Mahlzeit einplanen.

Frage 10

Zu Antwort **A**: Lightgetränke enthalten zwar keinen Zucker, dafür aber künstliche Süßstoffe. Die süß schmeckenden Stoffe im Mund signalisieren der Bauchspeicheldrüse, dass sie Insulin produzieren muss. Da aber nur eine Zuckerimitation zugeführt wird, nimmt das Insulin notgedrungen die Glukosereserven aus dem Blut. Die Folge: Der Blutzuckerspiegel sinkt, es kommt zu einer Unterzuckerung und dadurch zu erneutem Hunger. In der Schweinemast ist dieser Effekt schon lange bekannt. Dem Futter zugesetzte Süßstoffe regen den Appetit der Tiere an. Die Schweine fressen mehr und nehmen dadurch schneller zu. Wer kein Mineralwasser mag, sollte vielleicht auf Fruchtsaftschorle umsteigen. Es gibt heute so viele verschiedene Sorten an Kräuter- und Früchtetee – da ist eigentlich für jeden was dabei. Insbesondere Früchtetee muss man großzügig dosieren, sonst schmeckt der Aufguss fade.

Zu Antwort **B**: Tomatensaft sollten Sie mit Vorsicht genießen, da dieser relativ viel Salz (Kochsalz = Natriumchlorid) enthält, welches, wie schon erwähnt, Wasser im Körper bindet.

Zu Antwort **C**: Kaffee und Schwarztee sollten Sie in Maßen genießen, d. h. 1 bis 2 Tässchen zum Frühstück.

Frisch gepresste Obstsäfte sind, neben Mineralwasser, Früchte- und Kräutertees, noch die beste Alternative, wobei ein bis zwei Gläser Saft am Tag ausreichend sind.

Frage 11

Jede Antwort hat ihre Berechtigung. In diesem Fall ist es schwierig, eine allgemein gültige Regel aufzustellen. Generell sollte man vor dem Zubettgehen nichts mehr essen. Wer jedoch noch Hunger hat, ist gut beraten, eine Kleinigkeit zu essen. Süßigkeiten sollten Sie sich jedoch verkneifen. Gute Alternativen sind zum Beispiel eine Banane, ein Zwieback, ein Glas Milch.

Wenn Sie trotz strenger Beachtung aller Trennkostregeln nicht abnehmen, kann es an folgenden Dingen liegen:

1. Sie haben schon sehr viele Diäten hinter sich bzw. nehmen schon seit Jahren nicht mehr als 1000 bis 1200 Kalorien täglich zu sich.

Ihr Körper hat sich darauf eingestellt, mit wenig „Brennstoff" über die Runden zu kommen. Steigern Sie Ihren Energieverbrauch, indem Sie sich körperlich mehr bewegen. Ihrem Körper bleibt nichts anderes übrig, als auf die Fettdepots zurückzugreifen.

2. Sie nehmen Medikamente oder werden mit Hormonen behandelt.

Zu den Medikamenten, die zu einer Gewichtszunahme führen können, gehören die Antibabypille, einige Psychopharmaka und Schilddrüsenmedikamente. Fragen Sie Ihren Arzt, ob Ihr Gewichtsproblem auch eine Nebenwirkung einer Behandlung mit Medikamenten sein kann.

3. Ihr Energieverbrauch ist geringer als die Energiezufuhr, zum Beispiel weil Sie an Ihrem Arbeitsplatz die meiste Zeit sitzen und sich auch sonst viel zu wenig bewegen.

4. Ihr Unterbewusstsein kämpft gegen eine Gewichtsabnahme und hält die Pfunde krampfhaft fest.

Vielleicht brauchen Sie ein „dickes Fell", um mit Ihrer persönlichen Situation und belastenden äußeren Bedingungen besser fertig zu werden.

5. Übergewicht kann zum Teil auch genetisch bedingt sein. Dies bedeutet aber nicht, dass die Betroffenen ihrem Schicksal ausgeliefert sind. Sie haben es nur schwerer, die überflüssigen Pfunde zu verlieren und brauchen deshalb mehr Geduld beim Abnehmen. Da es sich bei der Trennkost um eine gesunde Ernährungsform für jeden Tag handelt, ist auch der langfristige Diäterfolg gesichert.

Rezeptverzeichnis nach Rubriken

Eiweißreiche Gerichte

Alphabetisches Rezeptverzeichnis